만병의 근원

화병과 스트레스
타파

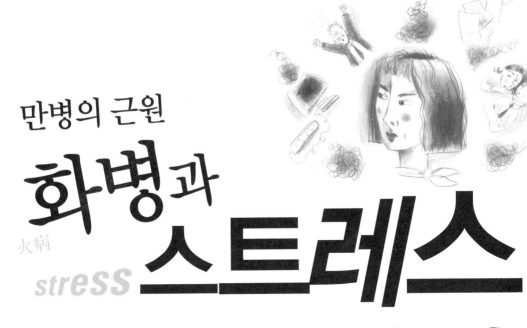

만병의 근원

화병과
火病

stress

스트레스

최영진 · 이화진 · 김준홍 · 황만기 지음

타파

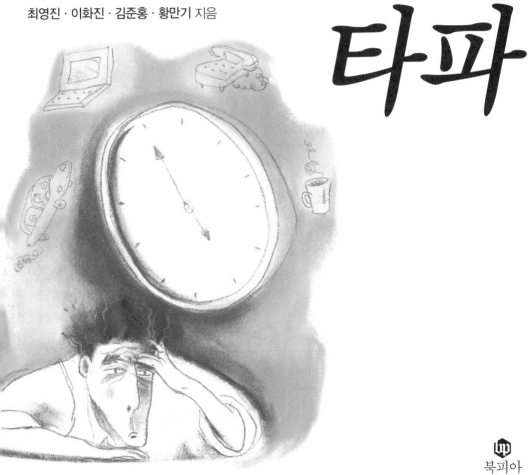

북피아
bookpia

만병의 근원

화병과 스트레스 타파

초판 인쇄 2009년 6월 10일
초판 발행 2009년 6월 17일

지은이   최영진 · 이화진 · 김준홍 · 황만기
펴낸이   박성진
펴낸곳   도서출판 북피아
주 소   서울시 금천구 가산동 550-1 롯데IT캐슬 2동 1206호
전 화   02-884-8459
팩 스   02-884-8462
등 록   제3-970호(1995. 7. 28)

값 9,000원
잘못된 책은 구입하신 곳에서 바꾸어 드립니다.
ISBN 978-89-87522-91-3 03510

한국인만의 질병, 한의학이 해법이다

한국인이라면 누구나 '내가 화병火病이 있는 것은 아닐까?' 라는 생각을 한다. 스트레스를 참고 또 참다보면 화가 쌓여서 생기는 화병은 미국 정신의학회에서도 인정하는 '한국인 특유의 병'으로 나 보다 남을 먼저 배려하도록 교육받고, 나를 희생해 조직을 안정시켜야 한다는 한국의 사회 분위기가 만들어 낸 질병이다. 그만큼 화병은 역사가 오래된 질병이다. 따라서 오랫동안 우리 민족과 함께 해온 한의학으로 치료하는 것이 가장 효과적일 것이다.

과거에는 가정주부가 화병을 가장 많이 호소했지만, 지금은 성인 남성부터 어린 아이까지 성별과 나이를 초월하여 화병의 증상을 호소하고 있다. 어떤 병이라도 발병의 조짐이 있을 때 예방하는 것이 최선인 것처럼 화병도 마찬가지이다. 이 책에서 소개하고 있는 화병과 스트레스의 원리를 읽고, 그 메커니즘을 이해한다면 화병을 쉽게 예방할 수 있을 것이다.

이 책의 앞부분에 스트레스 조절 지수와 라이프스타일을 테스트할 수 있는 측정법을 제시하였다. 이 테스트를 자신의 라이프스타일을 파악할 수 있는 기회로 삼는다면 보다 건강한 삶을 영위할 수 있을 것이다.

이 책을 통해 화병을 이해하고 또 극복하는 방법을 깨달아 많은 사람들이 건강한 삶을 누릴 수 있는데 도움이 되기를 바란다.

아울러 이 책을 쓰는데 도움을 주신 여러 분들과 책 출판을 도와주신 도서출판 북피아 김재욱 사장님께 다시 한 번 감사드린다.

경희다복한의원
원장 최영진

목차

미국 공중위생국이 제공하는 스트레스와 화병 측정법

미국 질병예방통제센터CDC: Center for Disease Control and Prevention 의 보고에 의하면 21~65세 성인의 사망 원인 중 83%는 라이프스타일과 관련이 있다고 한다. 사람은 누구나 건강한 삶을 원하지만, 어떻게 해야 건강하게 살 수 있는지 잘 모르고 있다. 의학계에서는 라이프스타일이 건강에 영향을 미치는 중요한 원인이라고 말한다. 또 라이프스타일을 바꾸면 사망 원인 상위 10가지 중 7가지를 줄일 수 있다고 한다. 아래 내용은 미국 공중위생국Public Health Service에서 제공하는 문답형식의 테스트이다. 질문에 체크하면서 자신의 라이프스타일을 평가해 보자.

*미국인 기준이기 때문에 한국인과는 차이가 있을 수 있다. 또 만성병이 있거나 장애인, 임신 중인 여성에게는 적용되지 않을 수도 있다.

1. 라이프스타일 테스트

1) 스트레스 조절

• 나는 내가 하는 일을 즐긴다.

2	1	0
거의 그렇다	가끔 그렇다	전혀 그렇지 않다

• 나는 피로가 쉽게 풀리고 감정 표현이 자유롭다.

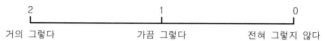

• 나는 스트레스를 주는 이유를 잘 알고 있다.

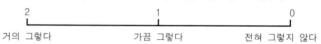

• 나는 문제를 상담하고 도움 받을 수 있는 사람이 있다.

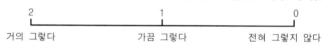

• 나는 동호회 등 여럿이 하는 활동에 즐겁게 참여한다.

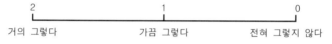

2) 흡연

비흡연자는 10점 만점이다. 다음에 있는 음주습관에 관한 질문으로 넘어가라.

• 나는 가급적이면 흡연하지 않으려고 한다.

```
2                    1                    0
거의 그렇다          가끔 그렇다          전혀 그렇지 않다
```

• 나는 저 타르나 저 니코틴 담배를 핀다.

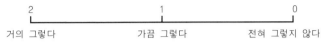

| 2 | 1 | 0 |
| 거의 그렇다 | 가끔 그렇다 | 전혀 그렇지 않다 |

3) 음주

• 나는 하루에 알콜 음료를 2잔 이내로 제한하고 있다.

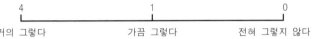

| 4 | 1 | 0 |
| 거의 그렇다 | 가끔 그렇다 | 전혀 그렇지 않다 |

• 나는 스트레스를 술로 풀지 않는다.

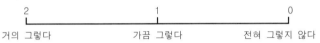

| 2 | 1 | 0 |
| 거의 그렇다 | 가끔 그렇다 | 전혀 그렇지 않다 |

• 나는 약을 복용하거나 임신 중에 술을 마시지 않는다.

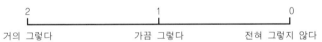

| 2 | 1 | 0 |
| 거의 그렇다 | 가끔 그렇다 | 전혀 그렇지 않다 |

• 나는 약을 복용할 때 주의 사항을 철저히 지킨다.

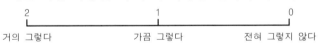

| 2 | 1 | 0 |
| 거의 그렇다 | 가끔 그렇다 | 전혀 그렇지 않다 |

4) 식이 습관

• 나는 다양한 음식을 섭취한다(과일, 채소, 곡물, 유제품 등).

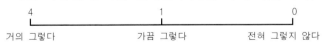

| 4 | 1 | 0 |
| 거의 그렇다 | 가끔 그렇다 | 전혀 그렇지 않다 |

- 나는 섭취하는 지방의 총량을 제한한다.

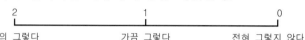

```
2                   1                   0
├──────────────┼──────────────┤
거의 그렇다      가끔 그렇다      전혀 그렇지 않다
```

- 나는 섭취하는 소금의 총량을 제한한다.

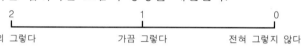

```
2                   1                   0
├──────────────┼──────────────┤
거의 그렇다      가끔 그렇다      전혀 그렇지 않다
```

- 나는 설탕, 사탕, 탄산 음료 등을 자주 섭취하지 않는다.

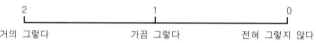

```
2                   1                   0
├──────────────┼──────────────┤
거의 그렇다      가끔 그렇다      전혀 그렇지 않다
```

5) 운동 습관

- 나는 적정 체중을 유지하고 있다.

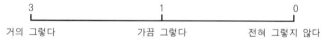

```
3                   1                   0
├──────────────┼──────────────┤
거의 그렇다      가끔 그렇다      전혀 그렇지 않다
```

- 나는 일주일에 3번 이상 운동한다(수영, 조깅, 속보 등).

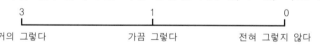

```
3                   1                   0
├──────────────┼──────────────┤
거의 그렇다      가끔 그렇다      전혀 그렇지 않다
```

- 나는 일주일에 3번 이상 유연성을 향상시키는 운동을 한다.

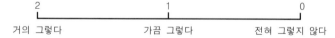

```
2                   1                   0
├──────────────┼──────────────┤
거의 그렇다      가끔 그렇다      전혀 그렇지 않다
```

- 나는 여가 시간에 운동을 즐겨 한다.

```
2                    1                    0
├────────────────────┼────────────────────┤
거의 그렇다          가끔 그렇다          전혀 그렇지 않다
```

6) 안전의식

- 차를 탈 때는 안전벨트를 꼭 맨다.

```
2                    1                    0
├────────────────────┼────────────────────┤
거의 그렇다          가끔 그렇다          전혀 그렇지 않다
```

- 나는 음주운전을 하지 않는다.

```
2                    1                    0
├────────────────────┼────────────────────┤
거의 그렇다          가끔 그렇다          전혀 그렇지 않다
```

- 나는 운전할 때 교통 법규와 제한 속도를 준수한다.

```
2                    1                    0
├────────────────────┼────────────────────┤
거의 그렇다          가끔 그렇다          전혀 그렇지 않다
```

- 나는 위험한 것을 취급할 때 주의한다(화학물, 전기재료 등).

```
2                    1                    0
├────────────────────┼────────────────────┤
거의 그렇다          가끔 그렇다          전혀 그렇지 않다
```

- 나는 일할 때 안전을 위해 복장과 장비를 꼭 착용한다.

```
2                    1                    0
├────────────────────┼────────────────────┤
거의 그렇다          가끔 그렇다          전혀 그렇지 않다
```

2. 항목별 평가

1) 9~10점

가장 높은 점수이다. 건강을 위해 할 일을 잘 알고 있으며 잘 실천하고 있다. 이런 태도를 유지하면 건강에 해가 될만한 일은 일어나지 않을 것이다. 당신은 가족이나 친구에게 모범이 될만한 사람이라고 할 수 있다.

2) 6~8점

높은 점수에 해당하지만 더 향상시킬 여지가 있다. '가끔 그렇다 또는 아니다' 라고 대답한 질문을 다시 읽어보고 주의하자. 작은 변화로 더욱 건강한 삶을 누릴 수 있다.

3) 3~5점

점수가 좀 낮은 편이다. 위험에 처할 가능성이 높다. 위험 요소에 주의를 기울이고, 부주의한 행동을 빨리 바꾸어야 한다. 다른 사람의 도움이 필요할 수도 있다.

4) 0~2점

점수가 너무 낮다. 자신의 건강에 너무 무관심한 듯하다.

주위 사람과 함께 실천할 수 있는 것을 찾아보자.

♣ 건강 상식 - 술을 섞어 마시면 더 취하는가?

술에 취하는 것은 혈중 알코올 농도가 높아지기 때문이다. 알코올의 혈중 농도는 어떤 술을 얼마나 마셨느냐에 따라 결정되기 때문에 같은 양의 술을 이것저것 섞어 마셨다고 해서 술에 더 많이 취하는 것은 아니다. 술은 위보다 장에서 흡수가 더 빨리 되므로 술에 빨리 취하는지의 여부는 술의 흡수를 지연시키는 요인이 있는지, 또 술이 얼마만큼 빨리 소장에 도달 하는지와 관련 있다. 안주는 위장에서의 술의 흡수를 지연시키므로 안주와 같이 술을 마시면 서서히 취하게 되고, 안주를 먹지 않고 술만 마시면 빨리 취한다. 또 술을 탄산음료와 같이 마시면 위장의 아랫부분인 유문이 빨리 열려 위장 내용물의 흡수도 빠르게 일어나 혈중 알코올 농도가 높아진다. 맥주와 양주를 섞어 마시면 빨리 취하는 것도 이 때문이다. 그리고 4도 정도의 맥주와 40도가 넘는 양주를 적당량 섞어서 마시면 흡수되기 쉬운 상태인 20도 내외의 알코올 도수가 되어 오히려 흡수를 빠르게 한다.

제1장

화병의 무서운 적, 스트레스

시험을 볼 때 속이 울렁거릴 정도로 괴로웠던 적이 있었는가? 해야 할 일이 너무 많아서 잠을 제대로 자지 못했거나, 무언가 지나치게 걱정하다가 심한 두통을 앓았던 경험이 있었는가? 만약 그런 경험이 있었다면 스트레스가 무엇인지 쉽게 알 수 있을 것이다. 사람들은 흔히 '오늘 완전히 열 받았어.' 또는 '이 일은 스트레스 자체야.' 라고 말한다. 이처럼 현대인들은 성별과 나이를 불문하고 스트레스를 받으면서 살고 있다.

스트레스는 어떤 일에 대해 걱정을 하거나 정신적으로 불편함을 느낄 때 오는 것으로, 이러한 심리적인 걱정은 신체에 이상 현상을 가져온다. 사람이 화가 나거나 좌절감을 느끼고 두려움을 느끼면 감정적이나 심리적인 불안상태에 머무르지 않고, 복통, 두통 등의 신체질환으로 이어진다. 이처럼 스트레스가 해소되지 않고 누적되면, 결국 화병火病이 되는 것이다.

1. 화병과 스트레스

화병은 '울화병鬱火病'의 준말로 화가 쌓이면 몸속에 흐르는 불의 기운이 폭발하면서 이로 인해 인체에 여러 가지 증상이 나타나는 질병이다. 쉽게 말하면 뚜껑을 닫은 채로 냄비를 계속 가열하면 온도와 압력이 상승하게 되고 물이 끓다가 결국은 넘치게 된다. 바로 이와 같은 이치이다. 이것이 곧 '화의 폭발'이며, 인체에 나타나는 화병의 증상이다. 외부에서 견딜 수 없는 압박이 계속되면 화병이 발생하는데, 일단 물이 넘치면 스스로의 힘으로는 평소모습으로 돌아오기 힘들다. 특히 여성의 경우 음陰의 성질이 강해 스트레스가 더욱 쉽게 쌓인다.

오늘날 화병은 스트레스로 인한 인체의 변화를 총칭한다고 볼 수 있다. 미국 정신의학회에서 발간된 '정신장애의 진단 및 통계 편람 4판'에서는 화병에 대해 다음과 같이 정의하고 있다. '화병Hwa-byung'은 한국 민속증후군의 하나인 분노증후군으로 분노를 억제하기 때문에 발생한다. 주요 증상으로는 불면, 피로, 공황, 임박한 죽음에 대한 두려움, 우울한 기분, 소화불량, 식욕부진, 호흡곤란, 빠른 맥박, 전신통 및 상복부에 덩어리가 있는 느낌 등이 있다', '한국 민속증후군'이라는 말은 한국 민족에게만 특이하게 나타나는 질병이라는 의미이다. 한국을 상징하는 단어 중에 하나인 한恨을 생각해보면 쉽게 수긍이 갈 것이다.

화병은 원인과 해결책을 알면서도 그냥 참을 수밖에 없어 증상이 더 악화되는 경우가 많다. 감정표현을 억누르는 유교적 엄숙주의, 가부장제, 체면과 의리, 명분을 중시하는 사회·문화적 분위기가 화병을 더 가중시키는 것이다.

1) 한의학과 화병

한의학에서 심리적 스트레스는 칠정상七情傷으로 표현된다.

한의학에서 가장 오래된 경전인 『황제내경黃帝内經』에는 '칠정七情은 희노비사우경공喜怒悲思憂驚恐으로 즐겁고, 노하고, 슬프고, 골똘히 생각하고, 근심하고, 놀라고, 두려워하는 감정이다. 사람에게 있는 칠정七情에 따라 병도 칠기七氣가 생긴다. 기가 뭉치면 담痰이 생기고, 담이 성하면 기가 더욱 뭉친다. 칠기가 서로 관여하면 담연痰涎기래침이 솜이나 얇은 막처럼 뭉친다. 심하면 매실의 씨 같은 것이 목구멍 사이에 막혀 뱉어도 나오지 않고 삼켜도 내려가지 않게 되는 매핵기梅核氣가 생긴다. 이때는 배가 그득하여 음식을 먹지 못하거나 혹은 기氣가 위로 올라와 숨이 몹시 차게 된다.' 라고 설명하고 있다.

화병에 관한 기록은 허준의 『동의보감』에서도 찾아볼 수 있는데 다음과 같이 묘사하고 있다. '온몸을 돌면서 사람을 살리는 것이 기이다. 진실로 속七情을 상하지 않고, 밖에서 외사外邪를 받지 않는다면 어찌 기병氣病이 있을 수 있겠는가? 냉기冷氣, 체기滯氣, 역기逆氣, 상기上氣는 모두 폐肺가 화사火邪를 받고 기가 타올라서 변화한 증상으로, 기가 오르기만 하고 내려가지 않으면 청도清道를 훈증하여 심하면 극렬한 병이 된다', '화를 내면 기가 거슬러 오르는데, 심하면 피를 토하고 설사를 하게 된다' 라고 화병을 묘사한 내용이 있다.

한의학에서 '화는 일종의 스트레스이며 또한 스트레스 때문에 생긴 현상'으로 해석한다. 사람이 스트레스를 받으면 기의 흐름에 이상이 생기는데, 이를 적절히 풀어주면 문제가 있던 기의 흐름이 정상으로 돌아온다. 그러나 때를 맞추어 기를 풀어주지 못하면 기의 흐름에 장애가 생기고 때로는 어느 한 곳에 뭉치게 된다. 이렇게 억울한 감정으로 인해 뭉친 기는 시간이 지나면서 호르몬 분비의 이상을 초래하고, 가슴이 답답하거나 두근거리는 증상을 나타낸다. 화가 계속 쌓이게 되면 어느 순간 냄비 뚜껑이 열리듯이 폭발하게 되며, 그 폭발은 얼굴 위로 화가 올라가고, 숨이 차며, 때로는 불안이나 우울 등 화병의 전형적인 증상으로 나타난다.

2) 화병의 원리

한의학에서는 우리 몸에서 스트레스를 주관하는 장부는 간肝이라고 한다. 그러나 서양의학에서 파악하고 있는 간Liver과 사뭇 다른 개념이다. 한의학에서는 간을 파극지본罷極之本이라 하는데, 이는 인체의 피로가 간에 쌓인다는 의미이다. 스트레스가 계속되면 간장에 기운이 뭉치게 되는데, 이런 병증을 간기울결肝氣鬱結이라고 한다. 하지만 이러한 상태가 계속되더라도 화는 쉽게 폭발하지 않는다. 건강한 상태에서 신체는 화가 밖으로 표출되지 않도록 불과 물을 적절히 교류시켜 인체를 평형 상태로 유지하기 때문이다. 이를 수화상제水火相濟라고 표현한다. 그러나 오랫동안 쌓이면 결국 화로 바뀌는 이를 울구화화鬱久化火라고 한다. 이 상태에 이르면 물과 불의 조화가 깨지기 시작하는데, 이것을 '물과 불이 교류를 하지 못한다.'고 하며 수화불교水火不交라고 한다. 인체에서 물의 기운은 신腎콩팥이 주관하고, 불의 기운은 심心심장이 주관하므로 심신불교心腎不交라고도 표현한다.

3) 화병의 진단과 증상

최근 화병의 진단 기준이 새롭게 발표되었다. 필수 증상과 부가 증상 중 두 가지 이상이 6개월 이상 동반되면 화병으로 진단할 수 있다.

필수 증상
- 스트레스와 연관되어 가슴이 매우 답답하고 열이 치밀어 오르거나 억울하고 분한 감정을 자주 느낀다.

부가 증상
- 가슴이 매우 답답함을 느낀 적이 있다.
- 숨이 막히거나 목, 명치에 뭉쳐진 덩어리가 느껴진다.
- 열이 치밀어 오르는 것을 느낀다.

• 가슴이 심하게 두근거리거나 뛴다.
• 입이나 목이 자주 마른다.
• 두통이나 불면증에 시달린다.
• 억울하고 분한 감정을 자주 느낀다.
• 마음의 응어리나 한恨이 있는 것 같다.
• 뚜렷한 이유 없이 화가 나거나 분노가 치민다.
• 자주 두렵거나 깜짝깜짝 놀란다.
• 자신의 모습이 초라하게 느껴진다.
• 삶이 허무하게 느껴진 적이 있다.

화병에 걸리면 상체나 얼굴에 갑작스레 열이 후끈 달아오르고, 숨이 막히거나 가슴이 답답해지기도 한다. 또 심장이 빨리 뛰고 목에 무엇인가 걸려 있는 기분이 들기도 한다. 가슴 가운데를 누르면 심한 통증을 느끼고, 갑자기 화가 나거나 우울, 불안증, 소화불량, 손발마비 등의 증상을 보이기도 한다. 화병을 계속 방치하면 두통, 불면증, 어지럼증, 흉통, 불안신경증, 비만증, 고혈압, 당뇨병 등이 생길 수 있다. 심한 경우 정신착란증, 협심증, 심근경색, 중풍 등의 질환으로 이어진다.

4) 화병의 예방법

화병은 예방이 중요하다. 한의학의 최고인 경전 『황제내경黃帝內經』

에는 '불치이병치미병不治已病治未病'이라는 말이 있다. 이는 이미 발생한 병을 치료하지 말고 아직 발생하지 않은 병을 예방하라는 의미이다. 어떠한 질병이든지 일단 발병한 후 치료하려면 예방에 비해 더 많은 시간과 비용이 필요하다. 화병을 예방하기 위해서는 마음을 너그럽게 갖고, 매사에 긍정적인 생각과 태도로 생활해야 한다. 화는 또 다른 화를 부를 수 있기 때문에 가능하면 화를 내지 않도록 하고, 상대방과 적극적으로 대화하면서 화를 풀어야 한다. 화가 폭발했을 때는 호흡을 깊게 하면서 빨리 평소의 마음 상태로 돌아와야 한다. 가능하면 잠자리에 들 때까지 화를 가져가지 않는 것이 좋다.

종교나 기공체조, 향기요법 등은 마음을 안정시키는데 효과가 있다. 적당한 운동이나 취미생활 역시 맺힌 화를 푸는데 도움이 된다. 체력이 저하되거나 병에 걸리면 스트레스에 대한 저항력이 떨어지고 감수성이 예민해져 쉽게 화병이 생길 수 있다. 따라서 평소 건강관리가 화병을 예방하는 관건이다.

5) 화병의 치료법

화병 환자 비율은 대략 남성이 약 20%, 여성이 약 80%정도라고 한다. 물론 연구하는 사람에 따라 다소 차이가 있다. 최근 화병을 호소하는 사람들이 꾸준히 늘어나고 있는데, 경희의료원 한방병원 '화병클리닉'의 경우 여성이 65%, 남성이

35% 정도라고 한다. 여성의 화병은 시댁과의 갈등, 남편의 외도나 권위주의, 자녀교육 등으로 스트레스를 받으며 살고 있는 중년 여성에게 특히 자주 나타난다.

그러나 최근에는 남성이나 학생에서도 흔히 발견된다. 남성에게는 경제난으로 인한 심리불안과 생활고, 가정불화, 위계질서의 억압, 억울한 경험, 따돌림 등이 주된 원인이다. 학생은 성적 문제, 부모의 지나친 기대, 이성 문제, 친구와 불화 등이 주된 원인이다. 회사나 학교에서 받는 스트레스는 가정의 불화로 이어지는데, 이러한 현상이 계속되면 '화병'이 된다.

통계에 의하면 화병은 주로 40대 후반에 증상이 나타나며, 증상이 나타나기까지는 스트레스를 받기 시작하여 10년 정도 지났을 때이며, 증상이 나타난 후 병원에 올 때까지는 3~4년 정도가 걸리는 것으로 조사되었다. 화병은 스트레스를 오래 참아서 생기는 병이다. 대부분 증상이 누적되어, 참다못해 한의원을 찾는 경우가 많다. 이런 경우 회복이 더디게 되므로 가벼운 증상이라 생각되더라도 방치하지 말고 적극적으로 치료하는 것이 좋다.

화병은 심리적인 압박에서 시작되어 신체에 이상 증상으로 이어진다. 결국 육체와 정신이 모두 상처를 받는 병이기 때문에 다양한 치료 방법이 동원된다. 성격 개조, 주위 사람의 도움, 정신적인 안정, 스트레스 극복, 신체적인 증상 치료 등이 종합적으로 이루어져야 화병을 극복할 수 있다. 화병은 기본적으로 화가 있는 증상이므로 화를 어떻게 없애느냐가 중요하며 스트레스로 뭉친 기운을 어떻게 풀어서 기를 정상적으로 순화시키느냐가 중요하다. 더불어 화를 억제하지 못하는 인체의 기운을 어떻게 다스릴 것인가에 중점을 두고 치료한다.

스트레스를 극복하기 위해서 가장 먼저 해야 할 일은 긍정적인 사고를 하는 것이다. 언론 보도에 의하면 우리나라의 성인 10명 중 4명은 행복하지 않다고 느낀다고 한다. 국민건강보험공단의 발표에 의하면 2001년 한 해 동안 정신질환으로 치료받은 사람은 약 130만 명인데, 이는 2000년의 125만 명, 1999년의 110만 명에 비하면 2년 사이에 무려 20만 명이 늘어난 것이다. 특히 이들 중 전체의 절반가량48.33%인 62만 8천여 명2001년이 스트레스로 인한 신경성 정신질환으로 밝혀져 스트레스가 정신질환의 큰 원인 가운데 하나로 분석되었다.

이러한 자료만 놓고 보면 한국 사람은 긍정적인 사고를 하기에는 적당하지 않다고 생각할지도 모르겠다. 물론 행복한 사람이 없는 것은 아니다. 내가 행복한 사람에 속할 것인가 아닌가를 결정하는 것은 긍정적인 사고를 하느냐 마느냐에 달려있다. 긍정적인 사고를 하기 위해서는 '왜 나에게만 이런 일이 생길까?' 하는 피해의식을 없애는 것부터 시작해야 한다. 자신의 성격이 바뀔 때마다 세상도 똑같이 달라진다. 이러한 사고를 계속하면 스트레스를 극복하고 자연스럽게 화병에서 벗어나게 될 것이다.

피해의식이 심하면 스트레스가 심해지고 화가 쌓인다. 보기만 해도 싫은 사람, 하기 싫은 일 또한 스트레스의 원인이다. 어떤 사람에게는 큰 재앙이 되는 사건도 사람에 따라서는 작은 방해 정도로 느낄 수 있다. 사람마다 어떤 일을 해석하고 받아들이는 것에 차이가 있기 때문이다. '피할 수 없다면 즐겨라'라는 말처럼 생각을 바꾸면 세상은 분명 달라질 것이다.

♣ 건강 상식 – 해장술은 숙취 제거에 도움이 된다?

술 마신 다음날 마시는 해장술은 전혀 해장을 해주지 못한다. 일종의 마취 효과로 숙취 증상을 잊게 해줄 뿐이며, 또 다시 간장에 부담을 주어 간 기능을 손상 시킨다. 술이 몸에 들어오면 1차로 간에서 효소의 도움을 받아 아세트알데히드라는 물질로 변한 뒤 다시 다른 효소에 의해 아세테이트로 바뀌었다가 마지막에 물과 이산화탄소가 되어 몸 밖으로 배출된다. 간장의 이러한 해독 작용에 힘입어 건강을 유지할 수 있다. 하지만 간장의 해독 능력도 한계가 있어 보통 성인 남자의 경우 소주 두병 분량 이상을 마시게 되면 24시간 내에 알코올을 해독하기 어려워진다.

2. 스트레스

사람을 기분 나쁘게 만드는 것에 대한 육체적·정신적 반응을 스트레스라고 한다. 바쁜 업무, 주가 하락, 가족 갈등, 나쁜 날씨 등이 스트레스의 원인이다. 스트레스의 강도는 스트레스의 종류와 삶에 대한 태도가 합쳐져서 결정된다. 즉 사람이 어떻게 마음먹느냐에 따라서 스트레스는 달라질 수 있는 것이다.

어느 정도의 스트레스는 인생의 자연스러운 부분일 수 있다. 도전 의지를 일으킬 수 있는 정도의 심리적 압박은 자기 발전을 위해 긍정적인 효과를 가져다준다. 좋은 스트레스와 나쁜 스트레스를 구분하는 기준은 스트레스가 긍정적인 방향으로 발전되느냐 아니면 신체적 병리 증상을 불러오느냐 하는 점이다.

1) 스트레스를 치료해야 하는 이유

과도한 스트레스는 대인 관계를 악화시킨다. 스트레스는 인체 에너지를 고갈시켜 즐거움을 위해 사용할 에너지를 부족하게 한다. 이로 인해 자신에 대해서 점점 부정적으로 생각하게 되어 삶의 질이 떨어지는 것이다. 대다수의 질병이 스트레스 때문에 악화되므로, 건강한 삶을 위해 스트레스에 적극적으로 대처하고 현명하게 극복해야 한다.

스트레스는 정신적인 충격이지만, 신체적인 이상으로도 발전한다. 고혈압, 중풍 등의 심혈관계 질환이 가장 많이 관련되어 있으며, 위궤양, 알레르기, 천식, 편두통 등이 스트레스와 직접적으로 연관되어 있다.

2) 스트레스의 원인

스트레스의 원인은 다양한 영역에서 찾을 수 있다. 위험한 기계장치, 독성 화학물에 노출된 작업 환경, 위험한 교통수단 등은 공포감을 조성해서 스트레스를 준다. 또 실패, 실직, 부채도 심리적 불안을 주기도 한다. 이러한 것의 공통점은 '변화와 불확실성'이다. 내가 조절할 수 없기 때문에 결과를 장담할 수 없는 불확실성이 스트레스를 가져오는 것이다.

결국 인생은 불확실하고, 불확실성 때문에 스트레스를 받게 된다. 예를 들어 직장을 옮기면 많은 것이 변한다. 만일 직장 때문에 이사를 가야한다면 자신뿐만 아니라 가족의 삶에도 예측할 수 없는 변화가 생긴다. 무슨 일이 일어날지 모르기 때문에 불편하며, 더구나 상황을 스스로 제어할 수 없는 경우라면 문제는 더욱 심각해진다. 날씨, 시장변화, 질병, 금리변동, 불의의 사고 등도 자신의 의지와 관계없이 받아들여야 하는데 그로 인해 스트레스를 받기도 한다.

과거의 경험과 지금의 상태는 앞으로 경험하게 될 스트레스의 강도를 결정한다. 자신의 능력과 가치를 정확하게 인식하고,

자기의 상태를 결정하는 요소도와줄 수 있는 사람, 경제적 여건를 알고 있으면 스트레스에 현명하게 대처할 수 있다.

● 개인적인 스트레스

질병에 걸리거나 신체적 손상을 입으면 걱정이 생긴다. 실패나 명예퇴직에 대한 불안도 스트레스의 원인이 된다.

● 직장에서의 스트레스

직장 내 스트레스의 원인은 다양하다. 한국 사회에서는 회사 업무 자체가 스트레스이다. 생산량이 증가되어도 스트레스이며 감소되어도 스트레스이다. 심지어 좋은 일에도 스트레스를 받을 수 있다. 승진은 좋은 일이지만 책임감이 증가해서 스트레스를 주기도 한다. 기술적 진보는 업무의 효율성을 높여 주지만, 적응에 따른 스트레스를 동반한다. 새 복사기의 사용법을 익히는 일도 쉽지만은 않은 것이다.

● 경제적 스트레스

신용불량자라는 말이 신문에서 빠지는 날이 없다. 경제상태의 큰 변화는 사람을 불안하게 만든다. 또 큰 규모의 거래를 앞두면 신경 쓸 일이 많아진다. 가족의 결혼, 병원비 등이 부담될 때도 있다.

● 사회적 스트레스

가까운 친구의 입원이나 사망은 스스로를 돌아보게 한다. 학교를 졸업하면서 취업을 못해 전전긍긍하거나 잘못된 인간관계로 곤란한 일을 겪기도 한다.

● 변화가 주는 스트레스

세상의 모든 변화는 스트레스의 원인이다. 긍정적인 변화도 스트레스와 떨어질 수 없다. 결혼은 긍정적인 변화이지만 조정이 필요한 시기이다. 사람에 따라 결혼도 스트레스가 될 수 있다. 휴가도 스트레스가 될 수 있는데, 여행계획을 세우는 일도 스트레스이며, 짧은 휴가기간 동안 너무 많은 활동을 하려고 해도 스트레스이다. 상황의 변화는 사람이 원하든 원하지 않는 변화를 요구한다. 물론 충분히 예측할 수 있는 변화임신과 출산, 자녀의 성장, 노화 등도 여기에 포함된다.

3) 스트레스를 대하는 자세

사고방식에 따라 스트레스에 대한 반응이 달라진다. 따라서 긍정적으로 사고하는 것이 중요하다. 예를 들어 지금 하고 있는 일이 가치가 있다고 판단되면, 직면하고 있는 문제를 일종의 도전으로 받아들일 것이고 오히려 충분한 동기부여가 될 것이다. 그러나 일을 하면서 화를 내거나 곤경에 빠졌다고 생각한다면, 비슷한 상황일지라도 스트레스로 받아들일 것이다. 이러한 스트레스는 동기부여는커녕 스스로를 좌절시킬 수 있다.

많은 사람이 스트레스를 당연하게 여기고 참는 경향이 있다. 이처럼 참고 견디기만 하면 화병의 원인이 된다.

물론 스트레스의 강도를 완벽하게 측정하여, 활동에 도움을 주는 적당한 수준의 스트레스가 어느 정도인지 객관적으로 판별하는 방법은 없다.

그러나 스트레스에 직면했을 때 적절히 대응할 수 있도록 평소 신체적, 정신적 건강을 다지는 노력이 필요하다.

4) 스트레스의 증상

스트레스는 육체적인 면과 감정적인 면에 모두 영향을 미친다. 스트레스를 받았을 때 나타나는 증상은 매우 다양하다.

스트레스로 인한 초기 증상이 지속되면 단순한 증상에 머물지 않고, 고혈압, 중풍, 비만 등의 질병으로 발전된다. 따라서 스트레스를 받았을 때 어떤 증상이 나타나는지 알고 있으면 스트레스를 예방하는데 큰 도움이 될 것이다.

다음의 증상 중에 자신에게 자주 나타나는 증상을 체크해 보고 언제 그런 증상이 나타나는지 곰곰이 생각해 보면 스트레스가 생기는 원인을 명확하게 알 수 있을 것이다.

당신의 행복 지수는?

미국 일리노이대의 정신의학자 에드 디너 박사가 개발한 '사람은 얼마나 행복감을 느끼는가?'를 측정하는 설문지다.

설문에 아주 그렇다 - 6점, 그렇다 - 5점, 대충 그렇다 - 4점, 잘 모르겠다 - 3점, 대충 그렇지 않다 - 2점, 그렇지 않다 - 1점, 전혀 그렇지 않다 - 0점으로 점수를 매긴다.

- 내 꿈에 아주 가깝게 다가가고 있다.
- 내 삶의 질은 훌륭하다.
- 나는 현재의 삶에 아주 만족한다.
- 나는 일상에서 삶의 가치를 얻고 있다.
- 앞으로 삶의 틀을 바꾸고 싶지 않다.

※ 평가 방법: 점수를 합쳐서 26~30점이면 아주 행복, 21~25점이면 평균보다 행복, 15~20점이면 다른 사람만큼 행복, 11~14점이면 평균보다 약간 불행, 6~10점이면 평균보다 훨씬 더 불행, 0~5점이면 절망적인 삶이다.

• 호르몬의 변화

스트레스 반응의 복잡함을 이해하기 위해 의학자들은 내분비학 연구를 꾸준히 해왔으며, 스트레스와 관련된 질환에 대처하기 위한 전략을 만들고 있다.

내분비 조직은 신체가 스트레스에 반응하는데 중요한 역할을 한다. 특히 시상하부hypothalamus라고 불리는 두뇌의 작은 부분은 신경과 호르몬을 통해서 우리에게 다가오는 환경을 검사하고 우리의 반응을 조정한다. 후각, 청각, 온도변화, 통증, 시각정보 등이 시상하부를 자극한다. 두뇌의 감정적인 부분도 시상하부에 정보를 전달한다. 또한 시상하부는 뇌하수체pituitary gland의 호르몬 분비를 조절한다. 이러한 호르몬은 혈관계와 비뇨기계, 대사 작용 등에 영향을 미치며 신경계와 함께 작용하여 주위 환경에 대한 반응을 조절한다. 하지만 이런 기능이 너무 많이 자극되면, 건강이 악화되고 질병이 발생하는 원인이 된다. 내분비계 연구에 의하면 이런 변화는 태아에게도 영향을 미치는 것으로 조사되었다.

스트레스는 신경계통과 특정 호르몬의 활성화를 가져온다. 뇌에서 스트레스 인자가 감지되면, 시상하부에서는 부신으로 아드레날린과 스트레스 호르몬인 코티솔을 더 많이 분비하도록 신호를 보내고, 이 호르몬들은 혈액으로 분비된다. 결국 스트레스 호르몬에 의해 심박동수는 높아지고 호흡이 빨라지며 혈압이 오르고 대사가 빨라진다. 또 근육으로 더 많은 혈액이 흘러 들어가도록 혈관이 확장되며, 시야를 확장시키기 위해 동공이 커진다. 간에서는 저장된 글루코스가 방출되어 몸의 에너지를 높여준다. 그리고 체온을 낮추기 위해 땀이 분비된다.

이러한 신체 변화는 사람으로 하여금 위기에 최대한 효과적으로 대처하도록 신체 능력을 극대화 시켜준다. 스트레스를 느끼는 시간이 짧으면 신경계는 다시 정상으로 돌아가 반응이 필요한 경우에 대비한다. 그러나 스트레스가 지속되면 스트레스 반응 역시 지속되므로 오랜 시간 낮은 레벨의 스트레스가 된다. 이렇게 되면 신경계는 정상 상태로 돌아오지 않고, 약간 활성화된 상태로 지속되어, 과잉 스트레스 호르몬을 분비한다. 이것이 만성 스트레스이다.

만성 스트레스는 사람을 아주 힘들게 한다. 사람을 지치게 하며 면역을 약화시키고 다른 증상을 불러오기도 한다.

● Fight‑or‑flight적자생존 **반응**

인체의 스트레스 반응은 빠르고 강도 있게 나타난다. 갑작스럽게 위험을 감지하면, 몸은 특정 스트레스에 반응하는데 이것을 'Fight‑or‑flight적자생존' 반응이라고 한다. Fight‑or‑flight는 위험을 감지하고, 대처하며 필요하면 이에 대항하는 자동 반응이다.

위급 상황에서는 Fight‑or‑flight 반응이 매우 중요하다. 차 사고를 피하기 위해서 급히 브레이크를 밟아야 하는 경우도 이에 속한다. 큰 위험이 없는 조금 덜 위급한 상황에서도 이 반응은 나타난다.

예를 들어 축구 경기를 할 경우 팀이 이기도록 순간적으로 골을 성공시키는 것이다. 또 중요한 시험을 치를 때 자리에 앉으면서도 이 반응을 느낄 수 있다. 혹은 좋아하는 이성을 만났을 때도 느낄 수 있다.

손에 땀이 나는 경우, 무릎에 힘이 빠지는 경우, 심장 박동이 빨라지는 경우, 아드레날린이 치솟는 경우 등이 스트레스에 반응하는 신체의 모습이다. 즉, 스트레스에 신속하고 효과적으로 대처를 하기 위해 자율신경계가 항진되는 것이다.

● 스트레스의 징조

일반적으로 스트레스를 받으면 육체적으로는 두통, 피로, 불면, 체중변화, 감기, 소화불량, 심박동수 증가, 돌발적 행동, 이갈이, 불안, 음주·흡연량 증가, 뒷목이 뻣뻣해지는 등의 증상이 나타난다.

정신적으로는 건망증, 무뎌짐, 집중력 저하, 생산성 저하, 부정적 태도, 당황, 무기력, 지루감, 권태 등을 호소한다. 불안, 우울, 급격한 기분 변화, 쉽게 화를 냄, 신경질적 웃음, 걱정이 많아짐, 쉽게 좌절 하는 등의 감정적 변화도 수반된다.

5) 스트레스와 관련 있는 질환

1999년에 이루어진 '100세 장수노인 연구'에 의하면 100세 노인 가운데 '스트레스를 자주 받는다.'고 응답한 사람이 8.5%에 그친 반면 위암환자 가운데 '스트레스를 자주 받는다.'고 응답한 사람이 69%로 그 차이가 8.2배인 것으로 보고되었다. 스트레스를 잊거나 승화시킨다는 비율 역시 100세 노인이 85%인 반면 위암환자는 56%에 불과했다. 스트레스 관리가 건강과 장수의 열쇠임을 보여주는 중요한 연구이다.

스트레스는 우리가 알고 있는 대부분의 질환을 일으키거나 악화시킨다. 암, 심장병, 뇌혈관 질환중풍 등이 잘 알려져 있으며, 과민성 대장증후군, 발기부전, 우울증 역시 스트레스와 직접적 연관이 있다. 또한 질병이 주는 스트레스 때문에 회복이 늦어지기도 한다. 스트레스와 관련된 질환은 정신적인 충격이 신체로 옮겨가면서 발생한다. 스트레스를 받게 되면 체온과 혈압이 변하는데 이를 정상화하기 위해 인체는 에너지를 소비하게 된다. 스트레스는 인체의 호르몬 분비도 변화시킨다. 만성적으로 스트레스에 노출되면 호르몬의 변화로 우울증, 위궤양, 과민성 대장 증후군, 성기능 장애, 당뇨병의 악화 등이 야기된다.

6) 스트레스의 예방과 해소

스트레스를 예방하기 위해서는 균형 잡힌 삶을 사는 것이 중요하다. 이는 생활에 필요한 여러 가지 활동 시간을 균등하게 분배해야 한다는 것을 의미한다. 일이 너무 많다는 생각이 들거나, 휴식시간이 부족하다고 느끼면 스트레스에 대비해야 한다. 스트레스를 예방하는 생활방식은 SELF로 요약할 수 있다. SELF는 Sleep수면, Exercise운동, Leisure레저, 그리고 Food음식의 합성이면서 자신이라는 의미이기도 하다. 자기 관리를 하면서 충분한 수면을 취하고, 충분한 음식을 섭취하면서 운동을 하고 적절한 양의 놀이를 즐긴다면, 스트레스는 예방할 수 있다. 스트레스를 해소하기 위한 간단한 운동법이 있다.

먼저 천천히 코로 숨을 들이쉰 후 입으로 천천히 숨을 내쉬는 방법이 있다. 이 숨쉬기 운동을 2~4번 정도 반복한다. 너무 많은 공기를 빠른 시간 내에 들이쉬면 어지러움을 느낄 수 있으므로 주의해야 한다.

스트레스로 잠을 잘 이루지 못한다면 또 다른 운동법이 있다. 발가락 끝부터 시작하여 점점 올라가면서 근육을 긴장시켰다가 이완시키면서 몸 전체 운동을 하는 것이다. 처음에 발가락, 그 다음 발목 그리고 종아리 그 다음 또 발가락, 발목, 종아리 그리고 허벅지. 이렇게 머리끝에 이를 때까지 몸 위로 올라가면서 운동을 한다. 이러한 운동은 아무도 모르게 할 수 있고, 장소에 구애받지 않고 할 수 있다. 시험 보기 전에 긴장이 되면, 교실에 앉아서도 숨쉬기 운동을 할 수 있다.

♣ 건강 상식 - 간질환 환자에게 녹즙이 최고인가 ?

민간에서 많이 유행하는 녹즙은 한의학적으로 볼 때, 찬 성질을 많이 가지고 있다. 때문에 자칫 소화력이 떨어지기 쉬운 간 질환 환자의 소화흡수를 더욱 어렵게 만들어 좋지 못한 결과를 가져올 수도 있다. 다만 소화에 자신이 있을 때에는 신선한 재료를 잘 준비하여 깨끗한 강판 같은 데에 갈아서 시간 간격을 두고 조금씩 마셔야 부작용을 최소화할 수 있다.

신선도나 위생 상태가 불명확하거나 농약에 노출된 녹즙이라면 오히려 간장에 부담만 주거나 독이 될 수 있다.

녹즙 외에 조개, 잉어, 붉은팥, 알로에, 질경이풀, 미나리, 당근, 조뱅이, 엉겅퀴, 속새풀, 민들래 등을 쓰면 좋다는 말이 있는데, 이러한 것들은 이뇨. 지혈. 소염 작용 등을 가지고 있어 간 질환이 있을 때 사용할 수 있지만, 환자의 증상에 따라 사용되어야 한다.

3. 규칙적인 운동의 효과

사람들은 운동이 중요하다는 것은 알고 있지만 실천하지 못하고 있다. 운동기구 광고에 나오는 사람처럼 땀을 내기 위한 것이나 근육이 불룩하게 튀어나오기 위해서도 아니다.

운동은 몸과 마음을 건강하게 유지시켜 주기 때문에 중요하다. 운동을 하지 않으면 스스로 건강하다고 느낄 수 없으며 남에게도 그렇게 보이지 않는다. 사실 운동이 좋은 이유는 매우 많다. 규칙적인 운동은 스트레스를 해소시켜 줄 뿐만 아니라 다음과 같은 좋은 효과가 있다.

1) 심장 강화

심장은 생명을 유지하기 위해 하루도 쉬지 않고 박동을 하는 부분으로, 인체 중에서 가장 열심히 움직인다. 심장 근육을 강하게 만들려면 유산소 운동을 해야 한다.

유산소는 산소가 필요하다는 말을 고급스럽게 표현한 말이다. 어떤 운동이든, 근육이 산소를 사용하도록 하는 운동은 모두 유산소 운동이다. 유산소 운동은 반복적인 운동을 말하는 것으로 계속해서 신선한 산소를 근육으로 운반해주는 운동이다. 100m를 전력으로 질주할 때는 숨을 쉬지 않는다. 이런 운동은 유산소 운동이 아니다. 움직이는 동안 계속 호흡을 유지할 수 있는 운동이 유산소 운동이다. 유산소 운동을 통해 산소를 공급하면 심장은 더 튼튼해진다. 혈액의 세포수가 증가하므로 혈액은 더 많은 산소를 운반할 수 있고, 혈액 흐름도 원활해진다. 이러한 활동은 신체를 더 건강하게 해주며 피로하지 않고 더 많은 운동을 할 수 있게 된다. 아이들도 유산소 운동을 일주일에 2~3번, 한 번에 20~30분 정도 하는 것이 좋다. 수영, 달리기, 걷기, 인라인스케이트, 자전거 타기, 에어로빅 등이 좋은 유산소 운동이다.

2) 근력 단련

책을 들거나, 계단을 걸어 내려가는 일을 할 때, 몸의 근육은 일상적인 자기 역할을 한다. 자전거 타기나 나무 위로 올라가는 것 같은 더 힘든 일, 즉 운동을 할 때 근육은 더 튼튼해지고 더 커진다. 근육이 튼튼해질수록 더 오랜 시간 활동적인 일을 할 수 있다. 또한 근육이 튼튼하면 운동할 때 부상을 덜 입게 되는데, 근육이 관절을 보호하기 때문이다.

근육을 키우는 것은 어렵지 않다. 멋진 팔뚝을 가지기 위해서는 팔굽혀펴기, 턱걸이, 줄다리기 등을 해보자. 다리 근육을 튼튼하게 하기 위해서는 달리기, 스케이트, 자전거 타기를 시도해 보는 것이 좋다. 복근을 키우기 위해 윗몸 일으키기, 자전거 타기, 훌라후프 돌리기 등을 해보자. 모두 손쉽게 할 수 있다.

3) 유연성 증가

몸을 구부려 손끝이 발가락에 닿게 할 수 있는가? 대부분의 어린이들은 유연해서 별 어려움 없이 몸을 구부렸다 폈다 할 수 있다. 그러나 나이가 들수록 유연성이 떨어지게 마련이다. 그러므로 몸의 유연성을 유지하기 위해서는 어렸을 때 운동하는 것이 중요하다. 유연성이 유지되면 운동할 때 다치거나 근육에 무리가 갈 것이라는 걱정을 하지 않아도 된다. 최근 유행하고 있는 요가는 유연성을 증가시키는 아주 좋은 운동이다.

♣ 건강 상식 – 간장병환자도 운동해야 하나?

간 기능이 저하된 상태에서 부담을 주는 일이나 운동은 피해야한다. 무리한 운동은 간장의 기운만 더 빼앗는다. 운동의 양은 개인에 따라 차이가 있을 수 있고 또 간장의 상태에 따라 다르기 때문에 일률적으로 적용되지는 않는다. 운동을 한 후에 피로해서 견디기 힘들고 잠만 자꾸 온다면 이것은 100m를 달렸다고 해도 운동량이 많은 것이다. 그러므로 어떠한 활동을 한 후에 기분이 약간 좋을 정도의 양을 나름대로 가늠해서 운동을 하면 간장에 무리를 주지 않는 범위 내에서 심폐기능뿐 아니라 정신적인 활력도 얻을 수 있다.

4) 체중 관리

음식을 먹을 때 몸도 음식을 먹는다고 할 수 있다. 몸은 음식에 있는 영양분의 일부를 연료로 사용하여 에너지 혹은 칼로리를 제공해 준다. 인체가 기능을 수행하기 위해서는 칼로리가 필요하다. 우리가 의식적으로 하는 일, 예를 들어 양치질 같은 의식적인 일뿐만 아니라 숨쉬기 같이 의식하지 못하는 일에도 칼로리가 필요하다. 그러므로 필요한 칼로리를 음식으로 섭취하는 것은 매우 중요하다.

그러나 섭취한 칼로리를 모두 소모하지 못하면, 이는 몸에 지방으로 축적된다. 그래서 남은 칼로리를 소모하기 위한 방법으로 운동이 중요한 것이다. 몸을 강하게 유지시켜 주기위해 운동을 하면 몸에 남은 열량을 소모한다.

5) 기분 전환

혼자 하든 여러 명이 함께 하든, 운동을 하면 기분이 좋아진다. 학교에서 힘든 일이 있었든지, 친구와 다투었든지, 때로는 그냥 우울할 때도 운동을 하면 기분을 회복할 수 있다. 운동을 하면, 뇌에서 기분을 좋게 해주는 화학 물질인 엔돌핀이 분비되기 때문이다. 또한 운동을 하면서 숨을 깊게 들이쉬면 폐에 더 많은 공기가 들어와서 뇌에 더 많은 산소가 공급된다. 활동적으로 뛰다보면 기분이 나빴던 이유조차 생각이 안 나는 경우가 많다.

또 운동을 하면 자신감을 갖게 된다. 튼튼하다고 느끼고 무언가 할 수 있다고 느끼면 자신이 자랑스러워진다. 축구에서 골을 넣는 일이든, 한 시간 동안 홀라후프를 돌리는 일이든 모두 자신에게 자신감을 불어 넣어 준다.

♣ 건강 상식 – 술 약한 사람 자꾸 마시면 세지나?

일부에서는 술을 마신 뒤 얼굴이 붉어지는 것을 혈액순환이 아주 잘되기 때문이라고 생각하여 전혀 걱정할 일이 아니라고 이야기한다. 하지만 자칫 큰 문제가 생길 수 있으므로 주위 해야 한다.

간혹 술을 한두 잔씩 꾸준하게 마시다 보니 술에 세졌다고 이야기하는 사람들도 있다. 이것은 간세포가 술에 계속 노출되다 보면 간세포 속에 있는 미토콘드리아에서 술을 해독하는 능력이 조금씩 생기기 때문인데, 억지로 연습하다 보면 전혀 술을 못하던 사람도 나중에는 조금 마실 수 있게 된다. 그러나 전혀 좋아할 일은 아니다. 왜냐하면 이렇게 간세포 내 미토콘드리아에서 알코올 해독 능력이 활성화되면 알코올뿐만 아니라 남성의 성호르몬도 무력화시키는 작용을 동시에 하기 때문이다.

4. 기공체조

모든 생명체는 기가 경락經絡을 따라 몸의 안과 밖을 끊임없이 유동하고 순환함으로써 생체기능이 가동되어 생명이 유지된다. 기공수련은 조신調身, 조식調息, 조심調心을 통하여 신체를 단련하고 호흡을 조절하며 정신을 안정시켜 심신이완, 경락의 소통과 기혈의 조화, 대뇌기능의 향상, 칠정의 조절, 조화기능의 향상 등 자연 치유력을 향상시킨다. 현재 미국에서는 명상을 포함한 기공수련이 대체의학의 일부분으로 자리 잡고 있다. 긴장완화와 사고의 확장 같은 기공수련의 효과를 이용하여 불안, 우울, 정신적 안정과 스트레스 해소법으로 사용되고 있다.

기공수련은 우울증을 완화시켜주며, 긴장, 불안, 분노, 피로를 감소시키는 효과가 있다고 보고 되었는데, 기공, 태극권, 기수련 등은 정적인 명상이나 요가와 달리 동적인 것을 포함한다는 점이 독특한 특징이다.

기공이나 기 수련법은 호흡 조절음성수련, 행공行功, 참선參禪으로 이루어져 있다. 전통 한의학에서 기공이나 기 수련법은 호흡의 조절로 정신의 안정을 유도하고, 행공을 통하여 경혈과 기공을 열어 생리적 안정을 가져온다. 또 참선을 통해 의식과 감각을 확장시켜 몸과 마음을 하나로 하여 건강을 유지시킨다.

기공 수련의 주요 요소는 기를 가이드 하기 위해 마음을 사용하는 의념이 있다. 기공은 마음의 작용에 의해 크게 영향을 받는다. 기공의 이러한 특이성을 이용하여 스트레스 완화법으로 새롭게 만들어진 것이 경락기공무용 즉 기무氣舞이다.

경락은 한의학 기초 이론의 중요한 부분이며, 경맥과 낙맥으로 구성되어 전신에 분포된 인체의 기혈 운행 통로이다. 그러나 경락을 기혈의 통로로만 인식하는 것이 아니고 인체 의 생리적, 병리적 상태를 외부로 드러내고 인체의 자극을 수용함으로써 인체의 내부 상태를 파악하고 또한 조절하는 기능이 있다. 또 인체의 내부와 외부를 연결하는 연락조직이 결합된 독특한 자체 가능성 네트워크로 인식되고 있으며 동시에 경락의 실질요소인 기와 혈의 성쇠를 살펴 균형을 조절하고 있다.

이러한 한의학적 치료원리에 의해 새롭게 만들어진 기무氣舞는 경근의 사용과 그와 동일한 경락의 이용방향으로 기를 가이드 하는 새로운 방법으로 만들어진 일종의 기공요법이다. 즉 신체와 호흡, 의식의 통합을 유도하는 것으로 전통적인 기공수련법에 경락의 개념을 도입한 것이다. 의도적으로 경혈과 경혈을 잇는 경락으로 기가 흐르게 유도하여 경락과 연결된 장부에까지 영향을 미칠 수 있다.

스트레스 완화를 위해 만들어진 기무동작은 12경락 중에서도 스트레스와 심리적인 정서에 영향을 미치는 수소음심경手少陰心經과 수궐음심포경手厥陰心包經을 위주로 기의 흐름을 유도하고 호흡과 신체운동의 통합을 이끌어 내는 동작들로 구성되어 있다.

1) 준비자세

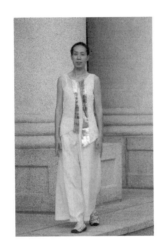

● 동작

힘을 뺀 상태로 편안하게 앞을 응시한다.

● 호흡

복식 호흡으로 숨을 내쉬면서 양무릎을 살짝 굽혔다가 숨을 들이쉬면서 오른발을 한 걸음 앞으로 내딛는다.

2) 수태음폐경

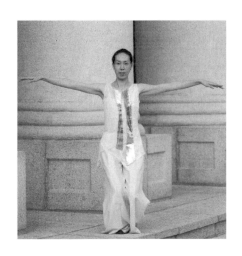

● 동작

1)의 동작에서 오른발을 무게중심으로 양무릎을 굽히며 팔을
어깨 높이로 든다.

● 의념

겨드랑이 상단부 쇄골에서 中府穴·중부혈 팔꿈치 안쪽의 위쪽을 지
나 엄지손가락 끝으로 少商穴·소상혈 의념意念을 보낸다.

● 호흡

내쉰다.

3) 수양명대장경

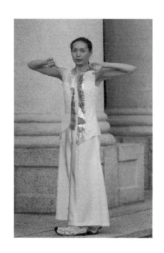

● 동작

굽혀져 있던 무릎을 펴면서 뒤에 있던 왼발을 오른발 앞쪽에
뒤꿈치로 찍듯이 놓으며 위로 선다. 상체도 허리를 축으로 오
른쪽으로 틀어준다. 이때 어깨 높이로 올렸던 팔은 손등이 정
면을 향하게 팔 전체를 틀어주며 검지를 중심으로 쭉 뻗는다.
팔꿈치를 축으로 손을 당겨와 손바닥이 어깨 위를 바라보게 한다.

● 의념

둘째손가락 안쪽 끝商陽穴·상양혈에서 팔 위쪽 옆면을 따라 어깨
선 중앙 옆 목迎香穴·영향혈으로 힘이 들어가도록 의념을 보낸다.

● 호흡

들이쉰다.

4) 수소음심경

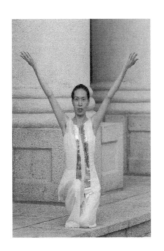

● 동작

왼발이 오른발 앞에 있는 상태로 오른쪽으로 한바퀴 제자리에서 돌면서 오른발을 세워서 앉으며 손은 만세 하듯 뻗는다. 양팔은 겨드랑이부터 새끼손가락을 축으로 바깥쪽으로 틀어준다.

● 의념

새끼손가락 끝 안쪽少衝穴·소충혈에서 시작하여 팔 안쪽 중앙 하단을 따라 겨드랑이極天穴·극천혈에서 가슴 중앙을 통해 심장으로 들어가도록 한다.

● 호흡

내쉰다.

5) 수태양소장경

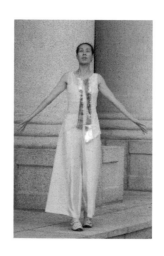

● 동작

4)의 동작에서 그대로 위로 일어나 양발을 들게 한다. 위로 올렸던 팔도 내려서 아래쪽으로 향하게 한다. 이때 위의 동작과 마찬가지로 새끼손가락을 축으로 팔을 틀어 손바닥이 몸 뒤쪽으로 향하게 한다.

● 의념

새끼손가락 끝少澤穴·소택혈에서 시작하여 팔의 뒤쪽 옆면 하단을 타고 등 뒤쪽肩貞·후정, 秉風穴·병풍혈을 지나 귀 쪽으로聽宮穴·청궁혈로 기가 지나간다고 의념意念을 한다.

● 호흡

들이 쉰다.

6) 수궐음심포경

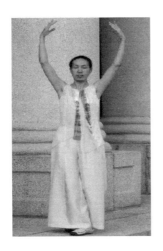

● 동작

5)의 동작에서 양무릎을 구부려서 다시 왼발이 오른발 앞으로
오게 놓고 제자리에서 오른쪽으로 돈다. 돌면서 동시에 손등이
위로 향하게 머리위로 들어 올려서 가운데 손가락이 마주보도
록 하고 손바닥이 머리위를 향하게 한다.

● 의념

가슴부위에서 天池穴·천지혈 시작하여 겨드랑이 위쪽부터 양팔을
위로 쭉 뻗으면 팔꿈치를 지나 가운데 손가락 中衝穴·중충혈으로
의념意念을 보낸다.

● 호흡

내쉰다.

7) 수소양삼초경

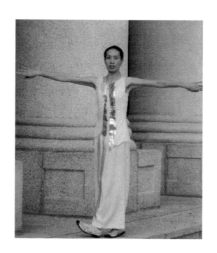

● 동작

6)의 동작에서 양무릎을 살짝 구부리고 호흡을 들이쉬면서 다
시 왼발을 오른발 앞쪽으로 내딛으면서 위로 쭉 뻗는 듯한 느
낌으로 선다. 머리 위에 있던 팔을 어깨 높이 정도로 내리고
손등이 바깥쪽을 향하도록 틀어주며 동시에 상체도 허리를 축
으로 오른쪽으로 틀어준다.

● 의념

네 번째 손가락에서 關衝穴·관충혈 손목 등 쪽 중앙을 타고 팔꿈치
뒤쪽 중앙을 지나 어깨 뒤쪽을 타고 목에서 몸의 중앙을 지나
우측 허리에 이른다.

● 호흡

들이 쉰다.

8) 수소음심경

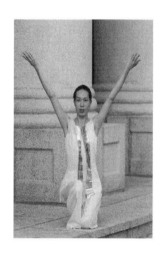

● 동작

왼발이 오른발 앞에 있는 상태로 오른쪽으로 한바퀴 제자리에서 돌면서 오른발을 세워서 앉으며 손은 만세 하듯 뻗는다. 양팔은 겨드랑이부터 새끼손가락을 측으로 바깥쪽으로 틀어준다.

● 의념

새끼손가락 끝 안쪽少衝穴·소충혈에서 시작하여 팔 안쪽 중앙 하단을 따라 겨드랑이極天穴·극천혈에서 가슴 중앙을 통해 심장으로 들어가도록 한다.

● 호흡

내쉰다.

9) 수태양소장경

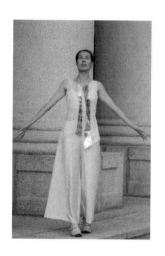

● 동작

8)의 동작에서 그대로 위로 일어나 양발을 들게 한다. 위로 올렸던 팔도 내려서 아래쪽으로 향하게 한다. 이때 위의 동작과 마찬가지로 새끼손가락을 축으로 팔을 틀어 손바닥이 몸 뒤쪽으로 향하게 한다.

● 의념

새끼손가락 끝에서少澤穴·소택혈 시작하여 팔의 뒤쪽 옆면 하단을 타고 등 뒤쪽을 지나肩貞·후정, 秉風穴·병풍혈 귀로聽宮穴 기가 지나간 다고 의념意念을 한다.

● 호흡

들이쉰다.

10) 마무리 동작

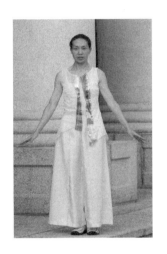

● 동작

돌고 난 상태에서 양무릎을 굽혀 오른발을 앞으로 한걸음 내딛
으며 머리 위로 모았던 양팔을 옆으로 내려서 반듯하게 선다.

● 호흡

복식호흡을 한다.

제2장
연령별 화병과 스트레스

1. 성인의 화병과 스트레스

지금까지 연구를 보면 화병은 인구의 약 4.2%에서 나타나며, 중년 이후의 여성과 사회적 수준이 낮은 계층에 보다 많으며 우울증, 신체장애 및 불안장애의 혼합으로 볼 수 있다.

여성은 남편이나 시부모와 관계 등 가족관계에서 생기는 스트레스인 반면 남성은 가난, 고생, 사회적 좌절 등의 사회생활에서 오는 것으로 보고 되고 있다.

화병은 한국인 고유의 전통적인 정서인 한과 관련이 깊다. 한과 화병 사이에는 약자, 가난, 억울함, 분함, 원통함, 설움, 허무함, 참음, 쌓이고 쌓임 등의 요인에서 공통점을 찾을 수 있고, 증상에서는 한숨, 눈물, 답답한, 응어리짐, 하소연 등에서 공통점을 찾을 수 있다.

직장 내 스트레스는 능력에 벅찬 일, 자원 부족, 필요성 부족 등의 일을 통해 발생하는 해로운 육체적·심리적 반응이다. 직장 내 스트레스는 건강을 해치는 것은 물론 사고를 유발하여 상해를 입게 하기도 한다.

노동부 발표에 의하면, 1997년 이후 4년간 직업병에 의한 사망자는 모두 2,945명인데 이 가운데 뇌혈관 및 심장질환 사망자가 1,547명으로 53%를 차지했다. 이 수치는 1997년 398명에서 1998년 236명, 1999년 420명, 2000년 493명으로 증가 추세에 있다. 뇌혈관 질환은 스트레스와 직접적인 상관관계가 있다. 2001년 발표에서도 8월말 현재 업무상 질병자로 판명된 3,567명 가운데 화학물질 취급 등으로 인한 직업병 발병자는 736명이며 79.4%에 달하는 나머지 2,831명은 작업관련성 질환자라고 한다.

최근 국내 직업병의 발병 추이가 진폐증이나 중금속 중독 등 '1차 산업'에서 반복 작업이나 스트레스로 발생하는 '3차 산업' 작업성 질환으로 빠르게 변하고 있다. 대법원 판결은 평소 정상적인 근무를 할 수 있을 정도의 기초질병이나 기존에 앓고 있던 질병이 직무의 과중으로 자연적인 진행속도 이상으로 급격하게 악화된 경우를 업무상 재해에 포함하고 있다.

스트레스와 도전의지의 경계는 불분명하지만 매우 다른 개념이다. 도전의지는 육체적·정신적으로 기를 북돋아 주고, 새로운 기술을 배우며 일을 끝마칠 수 있는 동기를 부여해 주며, 일을 성취한 후에는 마음이 편안해지고 만족감이 생긴다. 그러므로 도전의지는 건강유지 뿐만 아니라 생산성 증대에도 매우 중요한 요소이다. 앞에서 언급했듯이 이처럼 적당한 수준의 스트레스는 우리에게 좋은 효과를 준다.

그러나 도저히 성사시킬 수 없는 도전은 우리에게 강력한 스트레스로 적당히 작용한다. 이런 경우 휴식은 탈진으로 변하고, 만족감은 찾아볼 수 없다. 이러한 상태가 되면 심리적·육체적으로 증상이 심해져서 화병이 발생하고 작업 중 상해를 당하기 쉬우며, 결국 직장이나 가족관계에서 실패하게 된다.

1) 스트레스의 원인

스트레스는 '일 자체' 보다는 '인간관계' 에서 많이 온다. 남성은 회사 동료나 상사와 관계에서 스트레스를 많이 받으며, 여성은 시부모와 남편 심지어 자식과 관계에서 스트레스를 호소하고 있다. 이처럼 스트레스는 성격과 주위 여건에 따라 큰 차이가 있다.

스트레스를 극복하는 스타일과 직장 내 스트레스가 발생하는 유형은 개인의 성격에 따라 달라진다. 어떤 사람에게는 스트레스가 되는 일도 다른 사람에게는 문제 거리가 되지 않는다. '일' 자체가 스트레스의 원인이 될 때 개인의 성격에 따라 필터링을 하면 스트레스를 줄일 수 있다. 하지만 필터링이 실패하면 부상의 위험이 커지고, 질병을 호소하게 된다. 개인차를 무시할 수 없지만, 거의 모든 사람에게 스트레스가 되는 직장 여건도 있다. 예를 들어 컴퓨터 없이 대규모의 문서작성을 요구한다면 이는 개인의 성격을 넘어서는 문제가 될 것이다.

직장 스트레스는 업무의 분량과 강도를 나타내는 '직무 요구도' 와 재량권을 나타내는 '직무 자율성' 의 상관관계에 따라 정도를 달리한다. 보통 일이 많으면 스트레스가 늘어난다고 생각하지만 꼭 그렇지는 않다.

직무 요구도가 높다 해도 직무 자율성이 함께 높으면 스트레스는 상대적으로 줄어든다. 즉 일이 많아도 재량권이 허용되면 스트레스는 줄어든다. 반대로 직무요구도가 높고 자율성이 낮을 때, 즉 일도 많고 일에 대한 재량권도 없을 때 직장 스트레스가 가장 높아지는 것이다. 여기에 사회적으로 인정을 받는 정도를 나타내는 '사회적 지지도'가 높아지면 직장 스트레스는 또 줄어든다.

기업이나 직종에 따라 다르지만 일반적으로 중간 관리자의 스트레스가 가장 심한 것으로 알려져 있다. 중간관리자의 경우 일은 가장 많고 재량권은 비교적 낮기 때문이다. 반면 기업 내 임원진의 스트레스는 평사원보다 다소 높은 것으로 나타났다. 임원진은 치열한 경쟁에서 이기고 최고의 위치에 올랐다는 심리적 안정감이 다른 어느 직급보다 높기 때문이다. 직장인이라면 누구나 다 이런저런 불평이 있고 스트레스를 받지만 그래도 평사원의 스트레스가 가장 적다.

2) 스트레스와 건강

스트레스는 두뇌에 자극을 주어 인체의 방어 원리를 작동시킨다. 신경계가 자극을 받으면, 호르몬이 분비되어 신경이 더욱 날카로워지고 심박동수가 증가해 깊은 호흡을 하게 된다. 또 근육에 긴장감을 준다. 이러한 반응은 어떠한 위협적인 자극으로부터 자신을 보호하도록 도와주는 중요한 원리로 생물학적으로 미리 프로그램 되어 있으며 스트레스를 받으면 거의 비숫하게 작동한다.

짧은 기간에 빠르게 받는 스트레스는 상대적으로 위험성이 적다. 그러나 스트레스를 계속 방치하면, 늘 흥분된 상태를 유지해야하기 때문에 인체는 손상을 입을 가능성이 높아진다. 결국 만성피로를 겪거나 상해를 입게 되고, 기가 소모되어 부상의 위험이나 질병 발생률이 높아진다.

'불쾌한 감정과 직장 내 스트레스의 관계에 대한 연구'에 따르면, 침울한 기분이나 수면 장애, 소화불량과 두통, 가족이나 친구와의 불화가 스트레스로 인해 쉽게 나타나는 현상이라고 한다. 이러한 현상은 대부분 인식하기 쉽다. 그러나 스트레스로 인한 주는 만성 질환의 대한 영향이 무엇인지 아는 것은 쉬운 일이 아니다. 만성병은 오랜 시간에 걸쳐 악화되며, 스트레스 외에 다른 요소의 영향을 받아 발생하기 때문이다. 그럼에도 불구하고 스트레스가 만성병을 악화시킨다는 것은 검증된 사실이다. 대표적으로 심혈관계 질환, 근골격계 질환과 심리적 장애가 더욱 그러하며 국내 근로자의 업무상 질병 가운데 절반은 근골격계 질환이다.

3) 스트레스 해소법

직장 내 평사원, 임원진, 중간 관리자가 받는 스트레스의 유형은 각각 다르다.

평사원은 '우리 과장은 직원을 못살게 굴려고 회사 나오나', '업무하고 상관없는 일은 그만하고 싶다', '내가 복사하러 직장 다니나', '우리가 일은 다 하는데 월급은 제일 적어' 라고 생각하면서 평사원으로서의 고충을 털어놓고, 임원진은 '회사를 생각하는 직원은 아무도 없어, 사원들이 일을 열심히 하고 있지 않아', '직원들이 퇴근할 생각만 해. 결재 서류가 엉망이야' 라며 임원진 나름대로의 고충을 안고 있다. 또 중간관리자는 '우리 팀의 성적이 가장 낮아. 내가 책임져야하는 것일까?', '동료들은 승진하고, 아래에서는 들고 일어서고, 나만 뒤쳐지는 것이 아닐까?' 라며 샌드위치맨으로서 스트레스를 호소한다. 가족관계에서 이런 중간 관리자의 역할을 하는 주부의 스트레스가 심한 것도 같은 원리이다.

스트레스가 가장 심하기도 하지만, 스트레스를 가장 해소하지 못하는 직급도 중간관리자 층이다. 평사원은 아직 젊기 때문에 취미생활이나 기타 방법으로 스트레스를 풀 수 있다. 또 임원진은 심리적·경제적 여유가 있다. 하지만 중간층은 그렇지 못하다. 실제 병원을 찾는 사람 중 가장 다수가 40대의 중간관리자 층이다. 일반적으로 직책이 낮은 사람들은 스트레스가 질병으로 악화되지 않지만, 중간관리자 층은 소화기 질환과 두통, 만성 피로감으로 인해 고통을 호소하는 경우가 많다.

직장 스트레스는 대부분 업무 역량보다는 개인의 성격이나 인간성에 초점이 맞춰 발생한다. 직장인을 대상으로 퇴사하고 싶은 가장 큰 이유를 조사했는데, '직장 내 힘든 인간관계'가 전체의 32.2%로 가장 많았다. 가령 리더십이 없다기보다는 잔소리를 하는 것이 싫어서 상사를 미워하거나, 일을 못해서가 아니라 말대답을 많이 해서 부하직원을 싫어하는 경우이다. 여기에 '저 사람은 내 편', '이 사람은 우리의 적' 하는 식으로 학연과 지연을 바탕으로 편을 가르는 조직문화 역시 직장 스트레스를 가중시킨다. 이러다 보면 개인적 미움이 조직 전체로 확산돼 조직에 대한 불신으로 발전하는 '미움의 악순환'이 지속된다.

따라서 부하직원은 분명하게 자신의 의사를 밝혀야 하며 상사는 부하를 인신공격하지 않아야 한다. 특히 원망이 차곡차곡 쌓였을 때의 술자리는 문제를 해결하기보다는 사태를 악화시킬 가능성이 더 높다. 술기운을 빌려 스트레스를 폭발시키는 경우가 더 많기 때문이다. 직장 스트레스를 가족이나 친구에게로 고스란히 옮기는 것은 좋지 않은 행동이며 가능하면 직장 스트레스는 반드시 직장에서 해결해야 한다.

스트레스가 많은 직장은 이직률이 높고, 장기결근이 많다고 한다. 노동부는 산업안전보건법에 신체적 피로와 정신적 스트레스로 인한 질병을 예방하는 규정을 넣어 근로자 스트레스 예방을 의무화하고 있다.

따라서 장시간 근무와 야간작업을 포함하는 교대 근무, 차량 운전, 정밀기계의 조작 및 감시 작업 등 직무 스트레스가 높은 근로자에 대해 사업주는 스트레스 요인을 평가하고 개선대책을 수립해야 한다. 근무계획을 짤 때에는 근로자에게 의견을 듣고 이를 반영해야 한다. 사업자는 또 뇌혈관 및 심장질환 발병위험도를 주기적으로 평가해 금연과 고혈압 관리 등 건강증진 프로그램을 실시해야 한다.

우리나라에는 스트레스를 가중시키는 특유의 문화가 있다. '누가 고양이 목에 방울을 달 것인가'라는 이야기처럼 직장에서는 합리성을 바탕으로 하는 의사소통이 원활한 편이 아니다. 직장인의 대다수가 스트레스의 원인으로 '직장 상사와의 관계'를 꼽고 있다. 스트레스는 세계적인 현상이지만 미국 정신의학회에서 발간된 '정신장애의 진단 및 통계 편람 4판'에서는 화병을 정의하면서 '한국 민속증후군A Korean folk syndrome'이라는 표현을 사용하고 있다. 스트레스로 인한 질병 중에서 화병의 증상이 유독 한국에서 많이 발생한다는 의미이다.

화병 환자들은 '자신은 너무 힘들지만 가족을 위해 직장을 위해 자녀를 위해 내 한 몸 희생한다.'고 말한다. 그들이 정말로 자기 자신을 잊고 다른 사람의 행복을 위해 살아 왔는지도 모른다. 그러나 자신이 행복할 때 주위 사람도 행복해지는 것이다. 한 사람의 희생이 겉보기에는 미덕이 될지 몰라도, 당사자에게는 엄청난 스트레스가 되어 화병이 발생하는 것이다. 이러한 희생정신이 찬양될 때마다 주위 사람에게 희생을 강요하게 되고, 구성원의 행복을 짓밟는 악순환이 시작되는 것이다.

궁극적으로 화병을 우리 사회에서 추방하기 위해서는 개인의 노력과 함께 한국 문화를 바꾸기 위한 노력도 필수적이다.

 직장 스트레스 줄이는 칭찬법과 의사표현

상사가 부하 직원에게 칭찬을 아끼지 않고, 부하직원이 상사에게 의사표현만 분명하게 해도 직장 스트레스는 상당히 줄어든다.

1. 칭찬 잘 하는 법

- 나를 위해 칭찬한다. '칭찬하면 실적도 좋고 나도 스트레스를 덜 받는다.'고 생각한다.
- 될 수 있으면 구체적으로 칭찬한다. '보고서 잘 만들었어.' 보다 '경비 보고서 3장이 아주 좋았어.' 라고 말한다.
- 나무랄 때도 먼저 칭찬한다. '보고서 이게 뭐야' 보다는 '괜찮은데 2장이 미흡해' 라고 한다.
- 잘하면 즉석에서 칭찬하고 못하면 따로 만나 야단친다.
- 상대의 눈을 보면서 칭찬이 진심이라는 사실을 전한다.
- 지난번보다 결과가 나아졌으면 그 점을 특히 칭찬한다.

- 외모에 대한 칭찬은 하지 마라. 듣는 사람에 따라 모욕으로 받아들일 수 있다.

2. 의사 표현 정확히 하는 법

- 무조건 '예' 하지 않는다. 아니라고 판단되면 단호하게 '아니요' 라고 말한다.
- 자신을 낮추면서 말한다. '부장님은 왜 그러느냐' 보다 '제가 보기에는' 이라고 말한다.
- 주어를 가려 쓴다. 좋은 이야기는 '부장님이 잘했다' 고 하고, 나쁜 이야기는 '제가 느꼈다' 고 한다.
- 과제를 마감하지 못할 경우 미리 말해서 해법을 찾도록 한다.
- 흥분했을 때는 차라리 아무 말도 하지 않는다.
- 항의할 때는 상사의 행동을 평가하지 않고 객관적 사실만 전달한다.
- 항의할 때는 내 말이 진리인 것처럼 말하지 않고 자신의 입장이라는 점을 분명히 한다.

2. 어린이의 화병과 스트레스

　'어린이가 잠을 잔다. 내 무릎 앞에 편안히 누워서 낮잠을 자고 있다. 볕 좋은 첫 여름 조용한 오후다. 고요한 것을 모아서, 그중 고요한 것만을 골라 가진 것이, 어린이의 자는 얼굴이다. 평화 중에 훌륭한 평화만 골라 가진 것이 어린이의 자는 얼굴이다. 아니 그래도 나는 이 고요한, 자는 얼굴을 잘 말하지 못하였다. 이 세상에 고요하다는 고요한 것은 모두 이 얼굴에서 우러나는 것 같고, 이 세상의 평화라는 평화는 모두 이 얼굴에서 우러나는 듯 싶게, 어린이의 잠자는 얼굴은 고요하고 평화스럽다.'

　'어린이 예찬'이라는 수필에서 보듯이 어른은 어린이의 세계가 단순히 행복하기만하고 천하태평이라고 생각한다. '도대체 어린이가 무슨 걱정거리가 있겠는가.'라고 생각한다. 어린이가 고민에 빠져 있거나 짜증을 낼 때 부모는 흔히 '애들이 무슨 걱정거리가 있겠어.'라고 말하며 대수롭지 않게 생각한다. 학교에 지각을 했거나, 짝꿍과 싸웠거나, 과자를 사먹고 싶은데 돈이 없는 것과 같은 고민을 아주 사소하게 여긴다. 하지만 최근 연구에 의하면 어린이에게도 걱정거리는 충분히 있다. 심지어 아동기6~12세의 아이도 어느 정도는 걱정을 하고 스트레스를 받는다. 따라서 어린이의 스트레스를 사소한 것으로 간과하고 적절하게 관리해주지 않으면 악영향을 끼칠 수 있다.

어린이는 스트레스를 받아도 자신이 스트레스를 받고 있다는 사실을 알지 못한다. 그러나 어린이의 행동은 '거짓말' 을 하지 않는다. 행동에 '장애 징후' 가 숨어있어 전에 하지 않았던 행동이 나타나게 되므로 유심히 지켜봐야 한다. 이런 징후를 장기적으로 방치하면 비만, 우울증, 원형 탈모증, 학습장애, 성장장애를 유발할 수 있다. 어린이는 원래 호기심이 많고 탐색적이다. 학교를 새롭고 재미있는 장소로 인식한 어린이는 눈이 초롱초롱 빛나고 얼굴이 밝다. 반면 얼굴에 짜증과 불만이 묻어 있고 말수가 줄었거나 울고 투정을 자주 부린다면 학교생활에 적응하지 못하고 있는 것이다.

스트레스란 요구되는 기대치와 자신의 능력 사이에서 일어나는 불편한 감정이다. 주로 외부적인 요인가정, 친구, 학교 등 때문에 압박감을 느끼지만, 때로는 내면에서 스트레스를 받기도 한다. 압박감은 자기 자신에게 주는 압박감이 가장 크다. 이는 자신이 해야 한다고 생각하는 일과 실제 하고 있는 일 사이에 모순이 빚어지기 때문이다.

어린이의 일상에서도 스트레스를 받을 수 있는 요인은 충분하다. 무언가에 압도당하는 느낌을 받으면 어린이도 스트레스를 받는다. 예를 들어 2살 먹은 어린이는 부모가 옆에 있어주기를 원하지만, 자신을 충족시켜 줄 만큼 부모가 곁에 없으면 매우 불안해 할 수 있다. 취학 전 어린이는 부모로부터 떨어져 있는 것이 불안을 느끼는 가장 큰 요인이다.

사회에 적응하는 과정에서 스트레스를 받기 시작하며 학업에서도 스트레스를 받는다. 부모가 의식하지 못한 그릇된 행동이 아이의 스트레스를 가중시키기도 한다. 예를 들어 자수성가한 부모는 아이에게도 큰 기대를 하는데, 아이는 부모의 기대치에 미치지 못할 수가 있다. 아이가 원하지 않는데도 불구하고 운동을 뛰어나게 잘하라고 요구하거나 과외 활동을 과도하게 시키는 것은 아이에게 불필요한 스트레스만 주게 된다.

어린이가 느끼는 감정은 어른이 생각하는 것보다 훨씬 심각하다. 어른과 달리 아이는 스트레스 해소법을 주체적으로 찾지 못해 어른보다 많은 스트레스를 받기 때문이다.

어린이는 어른의 말만 들어야 하는 기계가 아니다. 오히려 감수성이 예민해 사소한 문제에도 쉽게 상처받아 그만큼 스트레스가 쌓이게 된다. 최근 들어 화병을 호소하는 어린이의 수가 늘고 있다. 화가 풀려야 어린이도 건강해진다.

아동기의 중반부8~9세에 이르면, 스트레스 요인이 더욱 다양해진다. 부모나 선생님 또는 또래집단과 같은 주변 환경뿐만 아니라, 자기 자신에게서도 스트레스가 생긴다. 아이는 다양한 형태의 스트레스에 적응해야 한다. 부모의 이혼과 같이 영원히 지속되는 문제 또는 단순히 숙제를 잊어버리는 등의 작은 일도 아이에게 스트레스가 된다.

어떤 경우에는 상대적으로 잘 적응하기도 하지만 또 어떤 경우에는 자신이나 가족에게 큰 위협이 되기도 한다. 바로 이런 스트레스가 문제가 되는 것이다. 아이가 직면하는 스트레스는 보통 이 두 가지 중에서 중간정도에 속한다. 쉽게 적응할 수 있는 것도 아니지만, 심각하게 해로운 스트레스도 아니다. 아동기에 마쳐야 하는 일종의 임무라고 할 수 있는데, 이를 계기로 아이는 자신에 대해 배우게 된다.

또한 아이는 친구를 사귀는 일, 좋은 성적을 내는 일, 동료집단에서의 압박감, 신체장애 등에 대해 걱정을 한다. 이런 스트레스는 정도가 심해지거나 오래 지속되면 아이에게 큰 희생을 치르게 한다. 스트레스가 될만한 상황이 많아지면 아이는 병에 걸리기 쉽다. 큰 사건들 특히 부모의 죽음과 같이 아이의 가족에게 치명적인 일은 아이의 정신건강에 영구적으로 해를 끼치게 된다.

한편 일상적으로 겪는 작은 스트레스도 아이에게 영향을 미친다. 이로 인해 아이는 잠을 자지 못하거나, 식욕이 저하된다. 자주 화를 내거나 짜증을 내며, 학교 성적은 떨어진다. 태도도 반항적으로 변한다.

아이의 스트레스는 자신의 생활 밖에도 있다. 부모가 직장 문제를 이야기할 때, 친척의 건강을 걱정할 때 또는 부부가 금전 문제로 다툴 때, 혹시 아이가 옆에서 듣고 있지는 않는가? 부모의 감정은 아이에게 그대로 전해진다. 아이는 부모의 걱정과 근심을 그대로 받아들여 걱정하기 시작한다.

반면 스트레스가 부정적인 면만 있는 것은 아니다. 스트레스는 주어진 일과 그 일에 필요한 능력 간에 불균형이 있다는 것을 알게 될 때 생기는 신체적, 심리적 반응이다. 결국 스트레스는 '욕구' 와 '압력' 의 다른 말이기 때문에 이를 잘 극복한다면 동기유발을 불러일으키고, 자신감을 높이는 긍정적인 효과를 얻을 수 있다. 결국 스트레스에도 좋은 스트레스가 있고 나쁜 스트레스가 있다는 점이 중요하다.

수업시간 선생님이 발표를 시키거나, 리포트를 제출하게 할 때는 보통 정상적이고 좋은 스트레스를 받는다. 좋은 스트레스는 일을 추진해서 성취할 수 있도록 도와준다. 예를 들면 리포트를 작성하고 발표하는데 약간의 긴장감을 가지면 더 철저히 준비하게 된다. 선생님이나 코치에게 받는 적당한 압력은 아이가 성적을 올리거나 운동을 열심히 하는데 자극이 된다. 스트레스에 대처하는 능력을 잘 키움으로써 아이는 앞으로의 인생을 대비하게 되는 것이다.

하지만 너무 오랜 시간동안 스트레스를 받는 것은 악영향을 준다. 부모가 다투거나, 가족이 아프거나, 학교문제가 있거나, 매일 기분 나쁜 일이 있다면 어린이는 몸에 이상을 느끼게 된다. 스트레스가 지속되거나 정도가 유난히 심할 때 아이는 몸과 마음을 모두 해친다. 갑자기 스트레스를 받게 되면, 아이의 호흡이 빨라지고, 심박동도 빨라지며, 혈관이 수축되어 혈압이 올라간다. 또 근육이 긴장되며 복통이나 두통을 유발하기도 한다. 스트레스가 계속 되면서 아이는 병에 쉽게 걸리고 피로,

악몽, 이갈기, 불면, 우울증 등을 경험한다. 또 학업 성적이 떨어지게 된다.

스트레스는 분노, 불안, 무관심, 지루함, 우울, 피로, 죄책감, 절망감, 적개심, 성급함, 과민성 등의 반응을 일으키며, 아이의 성격 형성 과정에 영향을 준다. 스트레스를 제대로 대처하지 못하면 아이의 자존감은 완전히 떨어지고 자신감마저 완전히 잃게 될 수도 있다.

아이의 스트레스가 심각한 이유는 자신이 스트레스를 받는 상황을 잘 파악하지 못하고, 그것을 다른 사람에게 표현하는 방법도 잘 알지 못하기 때문이다. 그래서 주로 짜증을 내거나 시무룩해 있는 경우가 많다. 그런데 부모는 이런 아이의 모습이 마음에 들지 않아 꾸중을 하게 되고 이런 악순환은 계속된다. 일반적으로 아이는 스트레스를 받으면 부모에게 우호적으로 반응하지 않는다. 미소나 웃음을 좀처럼 보이지 않고, 반항적으로 변하거나 약간의 꾸중에도 민감하게 반응하며 난폭해진다. 아이의 스트레스를 '별것 아닌 것'으로 치부하면서 이런 반응을 무시한다면 더 심각한 문제로 발전할 수 있다.

텔레비전에서 사고 현장을 반복적으로 보거나 비행기 추락, 전쟁, 생화학테러 등에 대해 듣고 또 보면, 아이는 자신과 자신이 사랑하는 사람들의 안전을 걱정하게 된다. 이를 예방하기 위해 부모는 아이가 텔레비전에서 보고 듣는 상황에 대해 서로 대화를 해야 한다. 따라서 어떤 일이 벌어지고 있는지 아이가 이해하도록 돕고, 또 자신은 안전하다는 것을 확인시켜 주어야 한다.

또한 질병에 걸리거나 사랑하는 사람의 죽음, 이혼 등의 복잡한 문제도 어린이에게 스트레스가 된다는 사실을 잊어서는 안 된다. 아이가 매일 직면하는 일상적인 스트레스에 이런 요인이 부가된다면, 스트레스는 더욱 커지게 된다. 최근 우리나라에 이혼율이 급증하고 있다. 부모의 이혼은 아이가 가장 안전하다고 생각하는 '가족'이라는 틀을 깨뜨리는 것이어서 힘든 경험이 된다. 평화롭게 타협으로 이루어진 합의 이혼이라도 역시 마찬가지이다. 특히 이혼하거나 별거하는 부부의 경우, 아이에게 어느 한 쪽을 선택하라고 요구하는 것은 아이에게 무거운 짐을 던져주는 것과 같다.

1) 아동기 중반8~9세의 스트레스와 화병

심리학자들은 오늘날 아동이 과거에 비해 더 많은 스트레스에 직면하고 있지만 사회적인 후원은 덜 받고 있다고 말한다. 과거의 대가족 제도에 비해, 이혼한 가정이 많고, 편부모 아래서 자라는 아이도 많으며 양부모를 맞이하는 일도 흔하다. 이는 아이의 유년시절에 큰 비중을 차지하는 일이다. 수만 명의 어린이가 이런 상황에 적응을 해야만 한다.

심지어는 온전하고 안정적인 가정이라 해도 맞벌이 부부의 수가 증가함으로써 아이는 방과 후 집에서 혼자 놀거나 과외 활동을 하게 된다. 부모와 함께하는 시간이 줄어든 것은 아이에게 상당한 스트레스로 다가온다. 자신을 돌봐야 한다는 사실, 심지어 어떤 경우에는 동생을 돌봐야 한다는 책임감도 스트레스가 된다.

혼자 있는 시간을 채우기 위해 과외 활동이 많아지는 것도 아이에게는 스트레스이다. 쉴 시간 없이 빼곡한 스케줄에 따라 생활하는 아이는 쉽게 지친다.

게다가 어린이는 폭력에 노출되어 있고, 동료 집단 내에서 여러 가지 압박을 받고 있다. 유괴나 성추행 등의 범죄도 조심해야 하는 시대에 살고 있다. 이렇게 안전하지 못한 세상에 살고 있는 아이에게 이러한 생활은 지속적인 스트레스의 요인이 된다. 결국 오늘날 어린이는 스트레스 대처 능력을 키워야 할 상황에 처해 있으며, 이로 인해 빨리 성장하지 않으면 안 되는 지경에 이르게 되었다.

어린이의 스트레스 증상은 다음과 같다.

● 등교거부증

한 연구에 따르면 초등학교 1학년생의 5%정도가 등교거부 증세를 보인다고 한다. 등교거부증은 아이가 부모와 떨어지는 것을 두려워하는 '분리불안장애'의 일종으로 해석된다. 두통과 복통을 호소하며 학교 가기를 싫어한다. 꾀부림일 수도 있지만 실제로 통증을 동반할 수 있다. 이런 아이에게는 '왜, 학에 가기 싫어?'라고 자상하게 묻는 게 좋다. 어른이 보기에는 사소한 원인이며 해결하기가 쉽기 때문이다. 예를 들어 사나운 개가 등교 길에 버티고 있다면 우회로를 가르쳐 주고, 숙제 부담이 크다면 부모가 함께 해주면 된다. 부모가 출근 전 아이와 가벼운 대화를 하는 것도 좋다. 또 왜 학교에 가야 하는지 알아들을 수 있게 설명해 주는 것도 잊지 말아야 한다. 아이에게 학교에 가지 않으면 앞으로 올바르게 성장할 수 없다고 설명을 해준다.

● 틱증후군

머리나 팔 등 신체의 한 부분이 반복적으로 움직이는 장애를 '틱증후군Tic Syndrome'이라고 하는데, 초등학생의 10% 정도가 일시적인 틱증후군을, 1% 정도가 만성 틱증후군을 보인다고 한다.

머리 흔들기, 눈 깜박이기, 얼굴 찡그리기, 코 씰룩하기, 어깨 으쓱하기 등은 '운동 틱'으로 분류되며, 헛기침하기, 휘파람불기, 코 훌쩍거리기, 킁킁거리기 등은 '음성 틱'으로 분류된다. 음성 틱의 경우 '우', '아' 등 무의미한 말을 반복하거나 '그만', '좋아', '그래' 등 짧은 단어를 중얼거리기도 한다. 운동 틱과 음성 틱이 함께 나타나는 것을 '뚜렛씨 증후군'이라고 한다. 일반적으로 불안장애, 학습장애, 주의력 결핍 등의 증세를 동시에 가지고 있다.

틱증후군의 주원인은 스트레스이다. 무조건 '하지마'라고 다 그치면 더 심해진다. 이때는 부모가 함께 놀아주거나 공부에 대한 부담을 덜어주고, 생활에 자신감을 불어넣어 줘야 한다.

10명 중 2명 정도는 1, 2개월 이내에 치료가 가능하다. 그러나 만성 틱의 경우 학교생활에 지장을 초래할 수 있기 때문에 전문의의 도움이 필요하다.

● 주의력결핍 과다행동장애

수업시간에 자주 돌아다닌다면 '주의력결핍 과다행동장애 ADHD: Attention Deficit Hyperactivity Disorder'를 의심해 볼 수 있다. 주의력결핍 과다행동장애에 대한 자세한 내용은 129페이지 참조.

2) 어린이의 스트레스 대처법

스트레스 대처 방법은 여러 가지가 있다. 우선 부모님이나 선생님 등 신뢰하고 있는 사람과 걱정거리를 얘기하는 방법이 있다. 마음에 담아두고 있던 고민을 털어놓고, 그에 대해 느끼는 바를 이야기하도록 시도해 보자. 어른이라면, 고민에 대한 해결책을 알고 있을 것이다.

어린이의 성격은 각양각색이며, 이에 따라 스트레스를 다루는 방법도 각기 다르다. 어떤 아이는 선천적으로 태평한 성격이며 새로운 상황이나 사건에 쉽게 적응한다. 반면 어떤 아이는 생활에 변화가 생기면 크게 당황한다.

새로운 일에 적응을 잘 했던 경험이 있기 때문에 자신이 스트레스를 다룰 능력이 있다고 느낀다면 스트레스를 다루는 역량이 향상될 것이다. 또한 부모나 친구의 지지가 있다고 생각될 때도 마찬가지이다. 자신의 능력에 확신이 있으며, 충분한 사랑을 받고 자란 아이는 어떤 상황에도 잘 적응한다.

물론 아이의 나이나 성장 정도에 따라 스트레스는 다르게 나타나는데, 이때 아이를 주의 깊게 살펴보면 스트레스의 정도가 얼마나 심각한지도 판가름된다. 아동기 중반에 있는 아이에게는 선생님이 바뀌는 일도 큰 사건이다. 그러나 6학년이 된 아이에게는 신경 쓸 거리가 되지 않는다. 5~6세 아이에게는 키가 작은 것이 큰 문제가 되지 않지만, 청소년기에 접어든 아이라면 창피하게 여길 수 있다. 아이가 어떻게 스트레스를 받아들이고 또 그것에 어떻게 대응하는지를 알기 위해서는 아이의 성장 정도, 경험과 개개인의 성격 등을 복합적으로 살펴봐야 한다.

이상하게도 부모는 학교에 다니는 아이가 스트레스를 느끼지도 못하고, 심지어 면역이 되어 있을 거라고 믿는다. 생각해보면 아이는 기본적인 욕구가 충족되어 있을 뿐만 아니라, 방에는 장난감이 가득하고 친구와 놀 시간도 많고 과외 활동도 충분하다고 생각하기 때문에 그렇게 믿을 수도 있다.

그러나 아이는 주변에서 일어나는 변화에 매우 민감하게 반응한다. 특히 부모의 감정이나 반응에 대해 직접적 말로 하지는 않아도, 가장 예민하게 느낀다. 부모가 실직을 하는 경우 아이는 줄어든 가족 수입에 적응하고 부모의 기분도 맞춰야 한다.

아이는 놀이터에서 골목대장의 놀림에 잘 대처해야 하고, 새로운 동네로 이사를 가면 새로운 환경에 적응해야 하며, 부모가 아프거나 실망을 하면 이에 적응해야 한다. 또 운동을 잘 못해도 이에 잘 대처해야 한다. 또 아이는 '좋은' 대학에 가기 위해 늘 좋은 성적을 받아야 한다는 스트레스를 안고 산다.

• 아이의 증상 인지하기

부모의 입장에서 아이가 언제 스트레스를 받았는지 잘 알지 못한다. 기분의 잦은 변화, 수면 습관의 변화, 이불에 오줌을 싸는 행위 등과 같은 단기간 내에 나타나는 행동은 스트레스를 나타내는 징조이다.

또 어떤 아이는 학업에 집중하지 못하기도 한다. 반면에 어떤 아이는 조용해지면서 혼자 있으려고만 한다. 더 어린 아이는 스트레스에 대한 반응으로 새로운 습관이 생기기도 한다. 예를 들어 손가락을 빨다든지, 머리를 꼬기도 하고, 코를 후비기도 한다. 조금 더 나이가 든 아이는 거짓말을 하기 시작하고, 약한 아이를 협박하거나 놀리기도 하며, 권위에 공공연히 반항을 하기도 한다.

어린이는 감정조절이 미숙해 쉽게 화를 내며, 어떻게 화를 풀어야 할지 모를 때가 많다. 때문에 화병의 징후가 어른에 비해 훨씬 심각하게 나타난다. 더 이상 화병이 '말 못하고 속 끓는' 중년 여성만의 질환이 아니다.

화가 쌓인 어린이는 짜증과 신경질이 많고, 잘 먹지 않으며 먹더라도 소화 장애를 호소한다. 변비에 가슴이 답답하다거나 숨이 차는 경우도 있다. 더 심한 경우는 말을 더듬거나 말이 제대로 되지 않는 언어장애, 틱, 학습장애 등도 나타난다. 학교에서는 책을 찢거나, 칼로 책상을 긁는가 하면 친구와 난폭하게 싸우는 등 일탈 행동을 보이기도 한다.

화병이 심하면 호르몬 분비에 이상이 생겨 신체 발육이 정상적으로 이루어지지 않는다. 면역기능이 떨어져 감기나 천식, 아토피 등 알레르기성 질환에 걸릴 가능성도 높아진다. 스트레스 호르몬이 뇌세포의 분화와 성장을 막아 기억력이 떨어지고 감성기능 장애를 초래한다.

스트레스를 풀기 위해 지나치게 많이 먹으면 비만과 소아 성인병 등 2차 질환을 가져올 수 있다. 소화 장애나 변비, 야뇨증 등 아이들이 걸리기 쉬운 질환을 단순한 몸의 이상으로 여기기 쉽지만, 사실은 화병 때문에 생긴 증상일 수도 있다. 이런 어린이를 방치하면 성장장애는 물론 비뚤어진 심성이 형성돼 나중에 사회생활의 어려움을 겪게 된다.

• 스트레스 줄이기

아이가 스트레스에 잘 대처하도록 어떻게 도울 수 있을까? 일단 충분하게 휴식을 취하고 영양을 제대로 섭취하면 스트레스 대처에 큰 도움이 된다. 또한 좋은 부모 역할도 중요하다. 매일 자녀를 위해서 시간을 투자해야 한다. 자녀가 대화를 나누고 싶어 하거나 같이 있고 싶어 한다면 항상 자녀의 옆에 함께 있어 주는 것이 좋다. 부모가 모두 직장에 다니는 상황에서는 이런 배려가 힘들 수도 있다. 특히 맞벌이 부부일 경우 힘든 하루 일과를 마치고 집에 와서 아이와 함께 앉아 대화를 나눈다는 것은 매우 어려운 일이다. 그러나 부모가 자녀의 인생에 관심을 보이면, 자녀는 나이에 상관없이 자신이 부모에게 매우 중요한 존재라는 것을 스스로 깨닫게 된다. 이는 아이가 정서적으로 성장하는데 큰 뒷받침이 될 것이다.

과도한 과외 활동으로 너무 바쁘고 피곤해서 스트레스를 받는다면, 한 학기 동안이라도 한두 가지를 그만 두면 조금 나아질 수 있다. 과외 활동이 아무리 재미있다 해도 조절이 필요하다. 반면에 가정 문제로 스트레스를 받고 있다면 오히려 외부 활동이 긴장을 풀어주고 기분을 상승시키는데 도움이 된다. 하지만 지나치게 많아서는 안 된다.

자녀가 스트레스에 잘 대처할 수 있도록 스트레스의 원인에 대해 대화하는 시간을 가져야 한다. 대화를 하면 해결책을 반드시 찾아낼 수 있다. 예를 들면, 과외 활동 줄이기, 부모나 선생님과 더 많은 시간 보내기, 운동 방법 개발해 내기, 일기 쓰기 등이 있다.

앞으로 나타날 수 있는 스트레스를 예견하고 대비하여 자녀가 스트레스에 대처할 수 있도록 도와야 한다. 예를 들어 병원에 갈 일이 있다면, 사전에 알려주고 병원에서 어떠한 치료를 할 것인지 자녀에게 잘 설명해 주는 것이다.

어린 아이가 성장과정에서 어느 정도의 스트레스를 느끼는 것은 정상이다. 어린이가 화를 내거나, 두려워하거나, 외로워하거나, 걱정을 하는 것은 지극히 자연스러운 일이라는 사실도 반드시 대화를 통해 알려줘야 한다. 다른 사람들도 자신과 똑같은 감정을 느낀다는 사실을 깨닫게 되면 어린이의 스트레스는 줄어든다.

자녀의 스트레스는 대부분 부모의 노력으로 해소될 수 있다. 그러나 자녀의 행동 변화가 지속되거나, 스트레스로 인한 긴장감이 심각해질 때는 전문가의 도움을 구하는 것이 좋다.

한방에서는 어린이 화병을 기의 순환이 막힌 '기체증氣滯證'으로 보고 치료한다. 증상이 가벼운 경우 2~6주면 치료가 가능하나 자폐증처럼 심각한 증세를 보이는 경우에는 오래 치료를 받아야 한다. 화를 삭이고, 막힌 기운을 풀어주며, 너무 가라앉거나 들뜬 마음을 안정시키도록 약을 처방한다. 대표적인 한약재는 향부자와 진피이다.

향부자는 기의 순환을 돕고 열을 다스려 답답함을 풀어주며,

귤껍질을 말린 진피는 가슴에 뭉친 기를 풀어내며 소화를 도와준다.

• 생활요법

어린이가 화병 증세를 보일 때는 '무엇 때문인가'를 찾아내는 것이 중요하다. 아빠와의 갈등으로 야뇨증을 보인 아이가 아빠와 놀이동산에서 즐거운 시간을 보낸 뒤 야뇨증이 없어지는 사례도 있다. 의학적 치료 대신 아이의 요구를 무조건 들어주는 것은 좋은 방법이 아니다. 가정에서 자신이 원하는 것을 너무 쉽게 얻은 아이는 가정과 분위기가 다른 학교나 사회생활에서 심각한 스트레스를 받거나 좌절할 수 있기 때문에 '되는 것'과 '안 되는 것'을 확실하게 구분해서 일관성 있게 해주어야 한다.

부모가 이혼을 하는 등의 중요한 결정을 할 경우 또는 아이와의 약속을 어길 경우 주어진 상황을 충분히 설명해 이해시키는 과정이 꼭 필요하다. 아이 자신이 이해하지 못하는 상황은 평생 털어 낼 수 없는 스트레스이다. 자녀들에 대한 과도한 기대나 집착도 문제가 된다. 능력에 걸맞지 않는 기대는 아이를 지치게 하며, 거짓말이나 변칙을 동원하도록 하는 원인이 된다.

한편 어린이의 분노와 화는 즐거운 놀이를 통해 푸는 것이 가장 좋다. 밖에서 마음껏 뛰어 놀다 보면 몸 안에 쌓인 스트레스가 자연히 없어진다. 보통 스트레스를 받으면 사람들은

'스트레스가 없는 상태'로 가려고 한다. 아이들은 놀 때 스트레스를 느끼지 않는다. 게임을 하거나 만화영화를 보는 등 좋아하는 활동을 하고 있을 때 전혀 스트레스를 느끼지 않고 완전히 이완된 상태가 된다. 이런 이완 상태는 스트레스를 상당히 줄여주고 스트레스에 대한 면역력을 강화시켜준다.

하지만 아이가 학업에 대해 스트레스를 받고 있는 상황이라면 노는 중에도 스트레스를 받는 경우가 있다. 심한 학업 스트레스를 받고 있다면 계획을 세워, 적절하게 놀고 남는 시간에 공부를 하도록 유도하는 것이 좋다. 주의할 점은 노는 시간을 철저하게 제어해야 스트레스 해소 효과가 극대화된다는 것이다.

어린이는 스트레스를 받으면 스트레스를 받는 상황을 회피하려 한다. 스트레스의 원인을 파악하고 그를 해결하려는 어른과는 전혀 다른 반응을 보이는 것이다. 어린이 화병을 치료하는 가장 좋은 방법은 가족이나 사회의 관심이다. 가족 내에서 느끼는 사랑과 수용, 안전의 느낌이 스트레스와 행동장애를 막아줄 수 있도록 도와준다.

무엇이 스트레스를 주는지 파악하고 해결방법을 찾아보는 것만으로도 스트레스는 많이 개선된다. 계획성 있게 생활을 하는 것도 스트레스를 미연에 방지하는데 좋은 효과가 있다. 숙제를 미리 챙겨놓거나 시험공부를 미리 해두면 학업 때문에 느끼는 스트레스가 상당히 줄어든다.

3. 청소년의 화병과 스트레스

청소년은 많은 압박감을 느끼며 살고 있다. 더구나 부모의 높은 기대는 청소년을 더 힘들게 한다. 청소년은 시험과 학교 공부 때문에 잠을 제대로 못자며, 빡빡한 스케줄에 식사 한 번 여유롭게 하지 못한다.

만약 청소년이 스트레스를 받고 있다고 생각된다면, 스트레스는 자기 혼자만 느끼는 것이 아니라는 것을 주지시켜야 한다. 스트레스는 도전적인 상황에 집중하거나, 힘을 키우는 등 상황에 대처하기 위해 몸에서 나타나는 자연스러운 반응이다. 제대로 반응한다면 스트레스는 압박감 속에서도 어려움에 대처하는 능력을 최대화시켜줄 것이다.

1) 청소년 스트레스 요인

청소년은 학교 공부나 시험, 친구 관계 혹은 이사, 전학 등으로 스트레스를 받는다. 또 가정에서 일어나는 일, 동생이 태어난다든지 부모의 이혼 또는 재혼, 가족 간의 싸움에서 스트레스를 받는다. 이성친구 사귀기, 동료집단 내의 압력 그리고 사춘기에 이르면서 나타나는 변화도 청소년에게는 스트레스가 된다.

흔히 스트레스를 나쁜 상황에서 나타나는 결과라고 생각한다. 하지만 스트레스는 좋고 나쁘고를 떠나서 변화에 대한 반응, 흥분, 또는 기대에 대한 결과이다. 새로운 변화에 적응해야 하는 상황에서도 스트레스는 발생한다. 청소년은 학교 대표 운동 팀에 선발, 학생회장 출마, 과학 탐구 콘테스트, 모임에 갈 준비를 하는 경우에도 스트레스를 느낀다. 감당할 수 있을 정도의 스트레스는 개인의 능력을 키워주고 도전을 하도록 도움을 준다.

적당한 스트레스는 좋은 반면 과도한 스트레스는 누구에게나 해롭다. 예를 들어 시험에 대해 약간의 스트레스를 받는 것은 공부를 열심히 하는데 자극이 되지만, 스트레스를 과도하게 받으면 집중하는데 오히려 방해가 된다. 무대에 올라가서 느끼는 약간의 공포증은 연기에 몰입하고 대사를 잘 전달하도록 일시적인 아드레날린 반응을 촉진한다. 하지만 공포증이 과도해지면 오히려 대사를 잊어버리고, 배가 아프기도 하며, 심지어는 아예 오디션 자체를 못 보는 경우도 발생한다.

지나친 압박감이 오래 지속되면 청소년은 스트레스를 과도하게 느낀다. 몇몇 스트레스 요인은 청소년이 감당하기에 너무 벅차기도 하다. 힘이 센 친구에게 밀리거나, 폭력에 노출되는 것은 매우 큰 스트레스이다. 사고, 장애, 질병, 외상, 또는 사랑하는 사람의 죽음도 크게 스트레스를 준다. 이는 청소년에게만 해당하는 것은 아니다. 과도한 스트레스를 발생시키는 상황이나, 외상 후 스트레스PTSD: Post Traumatic Stress Disorder가 나타나는 경우에는 특별한 관심과 보호를 제공해주어야 한다.

학습 장애나 집중력 결핍의 문제가 지속되는 청소년의 스트레스는 엄청나게 크다. 이처럼 학습 장애 또는 집중력 장애가 있다고 판단이 될 경우, 적절한 도움을 받아 학습능력이 향상되기 시작하면 스트레스는 저절로 감소될 것이다.

스케줄이 너무 바쁘게 짜여 있는 것도 청소년에게 스트레스를 준다. 쉴 시간이 부족하고, 항상 무엇인가를 하고 있어야 한다면 결국 스트레스로 발전할 것이다. 감정적인 스트레스, 친구나 가족 간의 갈등 또는 이성친구와의 이별을 극복하지 못하는 일은 모두 지속적인 스트레스가 된다.

2) 과도한 스트레스 증상

과도한 스트레스를 받는 청소년은 항상 압박감에 눌려있고 급하며 쫓기는 듯 보인다. 짜증스러워 하고, 변덕이 심하며, 늘 긴장된 상태이다. 또 감정 폭발이 잦고, 참을성이 없다. 신체적인 증상도 나타난다. 배가 아프기도 하고, 두통이 생기며, 심지어는 흉통도 발생한다. 만성 질병으로 고생하고 있는 청소년이 스트레스를 받으면 증상이 더 심해지는 것을 알 수 있다.

쉽게 긴장을 하는 청소년 스트레스 대처 능력이 현저히 떨어진다. 걱정은 걱정을 낳게 되며, 이것이 심해지면 몸도 쇠약해진다. 장기간 심한 스트레스에 시달린 사람들은 쉽게 화를 내거나 우울증에 빠지게 된다.

스트레스가 지속되면 건강에 해로운 행위를 하는 사람도 있다. 긴장을 완화시키기 위해 알코올, 담배에 의존하기도 하고, 과식을 하는 사람도 있다.

이러한 행위가 당장은 긴장을 풀어주는 듯하지만 길게 보면 전혀 도움이 되지 않는다. 사실상 이런 행위에 의존하면 오히려 스트레스에 대처할 능력이 더 떨어지므로 스트레스가 더 가중될 뿐이다.

스트레스에 대처하기 위해서 혹은 아예 스트레스를 피하기 위해서 청소년이 할 수 있는 일을 무엇일까? 가장 중요한 것은 어떤 일이든, 새로운 도전에 수반되는 스트레스에 잘 대응하는 법을 배우는 것이다. 이는 앞으로 일어날 일에 대해 나타날 반응을 조절할 수 있는 능력을 말한다.

반응이라는 것은 태도, 생각, 감정, 그리고 행동을 모두 포함한다. 조절할 것이 한두 가지가 아니다. 그렇기 때문에 스트레스에 제대로 대처하는 것은 대단히 어려운 일이다.

또 이를 잘 하기 위해서는 시간이 걸리며 노력을 요하며 참을성도 필요하다. 하지만 성공만 한다면 충분한 가치가 있다.

3) 청소년 스트레스 해소법

누구나 스트레스의 나쁜 요인을 감소시키는 법을 배울 수 있다. 스트레스를 다루는 기술은 정상적인 스트레스를 받았을 때 그 능력이 제대로 발휘된다. 압박감을 느낄 때 발휘되는 것이 아니다. 스트레스를 감소시키는 방법을 알고, 스트레스를 크게 받지 않는 상황에서 이를 실행할 수 있으면, 실제로 스트레스를 받았을 때 도움이 된다. 몇 가지 방법을 소개한다.

● 스트레스 요인을 최소화하라.

과도한 스케줄을 빡빡하게 짜는 것은 청소년 스트레스의 주 요인이 된다. 일과 약속으로 쉴 시간이 거의 없는가? 그렇다면 한두 가지를 줄여서 가장 중요한 몇 가지 일만 하는 것이 좋다.

● 밤에 숙면을 취하라.

충분히 잠을 자면 몸과 마음이 최상의 상태가 된다. 청소년기에 이르면 생리학적인 수면 시간이 바뀌면서 밤에 늦게까지 자지 않고, 아침에 늦게 일어나기를 선호한다. 결국 밤에 늦게 자고 아침에 학교를 가기 위해 일찍 일어나야 한다면 잠이 충분하지 않게 된다. 주말에 많이 잔다고 해서 주중에 부족했던 수면을 보충해 주지는 못한다. 매일 몸이 필요한 만큼의 잠을 자도록 노력해보자. 충분한 수면은 스트레스의 나쁜 영향으로부터 몸을 보호해 준다.

● **긴장을 푸는 법을 배워라.**

스트레스에 대한 인체의 자연방어대책은 이완반응이다. 이는 스트레스와는 반대로 나타나는 반응이다. 이로 인해 몸이 편해지고 고요해진다.

이완반응이 일으키는 화학작용의 유익함은 몸의 긴장을 풀면 더 활성화된다. 쉽게 들리겠지만 오늘날 같이 바쁜 세상에서 긴장을 풀기 위해 시간을 내는 사람은 그다지 많지 않다. 단조롭고 반복되는 일상에서 몸과 마음은 계속해서 바쁘게 일하고 있다. 그러나 스트레스를 극복하기 위해서는 틈틈이 일을 멈추고 쉬어야 한다. 시간을 내서 평화롭게 즐길 수 있는 활동을 해라. 독서를 하는 것도 좋고 애완동물과 시간을 보내는 것도 좋다. 그 밖에 취미를 즐기는 것도 좋고, 요가, 산책 또는 목욕도 좋다.

● **숨을 쉬어라.**

단순해 보이지만 이완반응을 일으키기 위한 가장 확실한 방법이다. 다음 방법은 일상생활에서 쉽게 할 수 있는 방법 중 하나이다.

편한 자세로 앉아 입은 다물고, 차분하게 코로 숨을 들이쉬어라. 넷을 셀 때까지 숨을 들이쉬고, 일곱 박자 동안 숨을 멈추어라. 그 다음 완전히 숨을 내쉬어라. 입술을 약간 벌린 상태에서 여덟 박자 동안 내쉬면 된다. 이 운동을 세네 번 반복하라. 이 운동은 시간도 얼마 안 걸리고, 장소에도 구애받지 않는다. 주기적으로 연습을 하면, 마음의 평화를 유지하는데 도움이 된다. 이 방법을 연습한 다음 스트레스를 직면했을 때는 이전과 다른 반응이 나올 것이다.

• 주기적으로 운동을 하라.

전문가들은 운동이 스트레스를 조절하는데 도움이 된다고 말한다. 하지만 과도한 운동은 오히려 스트레스를 가중시킨다.

• 잘 먹어라.

부모가 항상 강조하듯이 '제대로' 먹는 것은 중요하다. 몸은 그 기능을 수행하기 위해 연료가 필요하다. 이것은 충분한 영양을 섭취하는 일이다. 청소년이 스트레스를 받으면 급하게 먹거나 군것질을 하게 된다. 하지만 스트레스를 받는 상황에서는 제대로 먹는 것이 무엇보다 중요하다. 영양이 충분한 식사를 해야 한다.

• 좋은 사람을 만나라.

어떤 사람은 긍정적이고 밝은 반면 또 다른 사람은 부정적이며 침체되어 있다. 주변의 친구를 살펴보고, 자신이 다른 사람에게 좋은 영향을 끼칠 수 있는 사람이 되도록 노력하라.

• 항상 주의 깊게 생각하라.

'컵에 물이 반밖에 없는가, 반이나 있는가?' 태도나 생각은 세상을 바라보는 관점에 영향을 준다. 긍정적인 생각을 하면 스트레스를 받더라도 그 상황에서 최선을 다하게 된다. 지금은 버릇이 안 되어 쉽지 않을 것이다. 하지만 반복해서 긍정적으로 생각하는 연습을 하라. 누구든지 긍정적으로 생각할 수 있고, 또 그렇게 연습 할 수 있다.

• 작은 문제부터 풀어라.

일상생활에서 발생하는 작은 문제를 해결하는 연습을 하면, 그로 인해 발생하는 스트레스도 풀 수 있을 것이다. 만약 문제를 피하려 하면, 문제해결의 주도권이 자신에게 없다고 느끼기 때문에 오히려 스트레스가 가중될 뿐이다. 문제가 발생하면 차분히 문제에 대처하면서 선택할 수 있는 방법을 알아내 해결책을 찾아내는 기술을 키워라. 문제를 해결할 능력이 있으면, 자신감이 생겨 스트레스를 긍정적으로 활용하게 될 것이다.

• 심한 스트레스가 왔을 때는 몸을 이완시켜라.

시험 때문에 피할 수 없는 심한 스트레스를 받으면 몸을 이완시켜라. 몸의 각 부위에 2~3초간 최대한 힘을 주어 근육에 긴장을 준 후 완전히 힘을 풀어버리는 방식으로 한다. 근육에 긴장을 줄 때는 최대한 힘을 써서 근육에 경련이 올 정도로 해야 하며, 힘을 뺄 때는 완전히 빼야 이완 효과가 커진다. 편하고 바른 자세로 앉거나 누워서 팔, 목, 어깨, 가슴 등의 근육에 차례로 실시한다.

● 깊은 숨을 쉬어라.

고르고 깊은 복식 호흡은 횡격막을 자극하고 부교감신경의 활동을 촉진한다. 이것은 스트레스로 야기된 교감신경의 흥분을 가라앉히는 역할을 한다.

4) 활력 키우기

어떤 사람은 스트레스에 잘 적응하며 능동적으로 문제를 해결한다. 그들은 압박감을 느끼면서도 당황하지 않고 스트레스에 대처할 수 있는 능력이 있기 때문이다. 이 문제에 대해 집중적으로 연구한 결과에 따르면 스트레스를 받는 상황에서도 다음과 같은 요인을 가진 사람은 삶을 활력 있게 만든다고 한다. 그 요인은 다음과 같다.

- 변화를 일상의 도전으로 받아들인다.
- 문제를 일시적이라 보고 해결할 수 있다고 생각한다.
- 목표를 향해 계속해서 노력하면 성공할 것이라 믿는다.

- 문제를 해결하기 위해 적극적으로 행동한다.
- 가족이나 친구들과 약속을 지킨다.
- 도움을 받을 수 있는 기반이 있으면 도움을 요청한다.
- 긴장을 풀고 즐길 수 있는 취미활동을 주기적으로 한다.

 스트레스 덜 받는 법

스트레스를 덜 받고 싶은가? 그렇다면 이런 태도를 키워라.

- 변화를 도전이나 기회로 생각하고, 스트레스를 주는 원인은 일시적일 뿐이라고 생각하라.
- 문제를 해결하는 법을 연습하고, 혼자 스트레스를 받기보다는 남에게 도움을 요청하라.
- 목표를 확실히 세우고, 진행 경과를 기록하라.
- 긍정적인 사고를 하라.
- 숨을 쉬어라. 충분한 시간을 가지고 긴장을 풀어라.
- 약간의 스트레스는 목표를 달성하는데 유익한 동기가 된다고 생각하라. 단, 몸과 마음을 상하게 할 정도의 과도한 스트레스는 받지 마라.

제3장

화병, 스트레스로 인한 질병

1. 고혈압

1) 고혈압과 스트레스

혈압이란 혈관 벽에 대한 혈액의 압력을 말한다. 스트레스를 받으면 심장 박동이 증가하고, 혈류량의 상승으로 이어지면서 자연스럽게 혈압이 올라간다. 때문에 만성적인 스트레스는 일시적인 혈압 상승에 그치지 않고 고혈압이라는 질병으로 이어진다.

전국사회보험노조의 발표에 의하면 2003년 한국의 고혈압 환자는 3백55만 명 정도로 전체 인구의 약 7.4%에 해당된다고 한다. 미국 국립보건원의 1999~2000년의 조사에 의하면 18~84세의 고혈압 환자수축기 혈압 140mmHg 이상. 확장기 혈압 90mmHg 이상중에서 자신이 고혈압 환자라는 사실을 알고 있는 사람은 70%이며, 치료를 받고 있는 사람은 59%, 제대로 관리하고 있는 사람은 34%에 불과하다고 한다. 그동안 국내에서는 대규모의 고혈압 관리에 관한 연구가 없었다. 따라서 고혈압에 대한 인식 및 조절의 비율이 미국의 연구자료 보다는 높지 않을 것으로 추측된다. 고혈압을 잘 관리하면 중풍 발생 확률을 35~40% 가량 줄일 수 있으며, 심근경색 발병률 또한 20~25% 가량 줄일 수 있다.

고혈압이 무서운 병이라는 사실은 모두 다 알고 있다. 고혈압은 스트레스로 인해 유발되기 때문에 평소 스트레스 해소를 위해 노력해야 한다.

2003년 '미국 고혈압 예방, 진단, 평가 및 치료 합동 위원회 제7차 보고서The Seventh Report of the Joint National Committee on Prevention. Detection, Evaluation, and Treatment of High Blood Pressure'가 발표되었다. 이 보고서는 미국의 39개 보건의료기관과 7개 연방기관의 검토를 거쳐 미국 국립보건원이 1997년 제6차 보고서 발행 후 6년 만에 발표한 것이다. 우리나라는 물론 세계 각국은 1997년에 발표된 제6차 보고서의 지침에 따라 고혈압을 관리해 왔다. 그러나 앞으로는 그동안 축적된 여러 임상자료를 고려하여 보다 적극적인 혈압치료와 예방을 위한 지침이 포함된 제7차 보고서의 내용을 많이 참고해야 할 것이다.

2) 고혈압의 분류

고혈압의 분류	혈압 범위
정상	수축기 120mmHg 이하 확장기 80mmHg 이하
전단계 고혈압	수축기 120~139mmHg 사이 또는 확장기 80~89mmHg 사이
고혈압 1단계	수축기 140~159mmHg 사이 또는 확장기 90~99mmHg 사이
고혈압 2단계	수축기 160mmHg 이상 확장기 100mmHg 이상

〈표 1 고혈압의 분류〉

제7차 보고서는 과거 6단계로 혈압을 분류하던 것을 혈압분류를 4단계로 단순화했다. 수축기 혈압이 120mmHg 이하이면서 동시에 확장기 혈압이 80mmHg 이하인 경우에만 정상 등급을 부여했다. 고혈압 전단계수축기 혈압 120~139mmHg 사이 또는 확장기 혈압 80~89mmHg 사이에 해당하는 경우에는 생활태도를 바꾸어야 하며 심부전, 심근경색, 관상동맥 질환, 당뇨병, 만성 신장병, 중풍 등의 환자는 약을 복용할 것을 권고하고 있다.

3) 고혈압에 관해 새롭게 알려진 사실들

- 50세 이상의 고혈압 환자가 수축기 혈압이 140mmHg 이상인 것은 심혈관 질환에 더 중요한 위험요인이다.
- 나이가 55세이면서 혈압이 정상인 사람의 90%가 고혈압 발병 위험을 갖는다. 고혈압과 같은 심혈관질환의 위험도는 혈압이 115/75mmHg부터 180/115mmHg까지의 범위에서 수축기 혈압이 20mmHg씩 또는 확장기 혈압이 10mmHg씩 증가할 때마다 2배로 증가한다.
- 수축기 혈압 120~139mmHg 또는 확장기 혈압이 80~89mmHg 이라면 고혈압의 전단계로 볼 수 있다. 이 때부터는 심혈관 질환의 예방을 위해 건강 증진을 위한 생활요법을 시작해야 한다.

4) 고혈압을 예방하는 7가지 생활 수칙

2001년 '대한고혈압학회'에서 제정한 생활 수칙은 다음과 같다.

- 음식을 싱겁게 골고루 섭취_{하루 염분 섭취 6g이하}한다.
- 살이 찌지 않도록 알맞은 체중을 유지_{체질량 지수25이하}한다.
- 매일 30분 이상의 유산소 운동을 한다.
- 금연과 금주를 반드시 한다.
- 지방질을 줄이고 야채를 많이 섭취한다.
- 스트레스를 피하고 평온한 마음 유지한다.
- 정기적인 혈압 측정과 의사의 검진을 받는다.

♣ 건강 상식 - 무조건 골고루 먹는 것이 좋은가?

 건강한 사람은 음식을 골고루 먹는 것이 좋지만 특정 질환을 앓고 있는 사람은 의사의 지시에 따라 식사에 제한을 두어야 한다.

건강한 사람은, 인체에 필요한 단백질, 지방, 탄수화물, 비타민, 무기질 등의 영양소를 적절히 섭취하기 위해 음식을 골고루 먹는 것이 좋다.

그러나 당뇨, 신장질환, 동맥경화증, 고지혈증 등 특정한 질환이 있는 환자나, 설사, 변비 등의 증상이 있는 환자는 무조건 골고루 식사를 하는 것이 오히려 질환을 악화시킬 수도 있다.

당뇨 환자는 특별히 피해야 할 음식은 없지만, 음식의 전체적인 열량을 낮춰야 하므로 고열량의 기름진 음식이나 술은 가급적 피해야 한다.

신장병 환자의 경우 하루에 섭취하는 단백질의 양을 제한해야만 신장의 기능을 유지하는데 도움이 된다.

설사를 많이 하는 환자는 장을 자극하는 음식과, 수박, 복숭아, 배, 양배추 등의 섬유질이 많은 음식을 피하는 것이 설사를 줄이거나 멈추는데 도움이 된다.

2. 비만

1) 비만과 스트레스

비만은 많이 먹거나, 먹은 음식을 다 소비하지 못하는 경우에 나타난다. 예를 들어 홈런타자 이승엽 선수는 보통사람보다 3~5배의 양을 먹는다고 한다. 그렇지만 이승엽 선수는 좋은 몸매를 유지하고 있다. 이는 먹은 음식을 모두 에너지로 소비하기 때문이다.

스트레스는 위의 두 가지를 모두 악화시킨다. 스트레스를 받으면 먹는 걸로 스트레스를 해소하는 경우가 많이 있다. 과식을 하며 또는 술과 함께 음식을 섭취하기 때문에 지방이 많이 쌓인다. 또한 스트레스는 인체의 대사활동을 저하시켜 음식물을 에너지로 변환하지 못하게 한다.

스트레스를 많이 받으면 스트레스 호르몬인 코르티솔이 과도하게 분비돼 식욕이 촉진된다. 결국 비만을 가져오고 비만은 당뇨병이나 우울증으로 이어질 수 있다. 코르티솔은 탄수화물 대사, 염증, 심혈관 기능을 조절하는데 필요하지만 필요 이상으로 분비되면 건강에 문제를 일으키게 된다.

비만은 여러 가지 질병의 원인이 되기 때문에 반드시 치료해야 한다. 하지만 스트레스를 해소하면 사전에 예방할 수 있다.

2) 신경성 과식욕증

- 일정 시간1~2시간 동안 정상인보다 훨씬 많이 먹는다.
- 먹는 것을 스스로 통제할 능력이 없다.
- 체중 증가를 억제하기 위해 구토, 설사를 일으킨다.
- 관장약을 사용한다.
- 단식이나 운동과 같은 보상행동을 반복적으로 한다.

이런 행위 중에서 한 가지 이상을 1주일에 최소 두 번 이상 하고 있다면 신경성 과식욕증으로 진단할 수 있다.

스트레스를 먹는 것으로 풀려는 사람이 많다. 심지어 배가 아프고 구역질이 날 때까지 먹은 후 죄책감과 자기혐오로 손가락을 넣어 토하거나 설사가 나오게 하는 약 또는 이뇨제 등을 복용하기도 한다. 이런 사람은 대부분 심한 정서불안장애를 동반한다.

신경성 과식욕증 진단을 받는 환자 중에서 젊은 여성이 차지하는 비율이 전체의 1~3%라고 한다. 이들이 주로 먹는 음식은 당분이 많으며 빨리 먹어치우기 쉬운 것으로 열량이 높아 비만의 원인이 된다. 너무 많이 먹어서 복통이나 구토를 일으키는 일도 다반사이다. 이후에는 한동안 음식을 먹지 않고 지내다가 일정 시간이 흐르면 또 다시 같은 행위를 주기적으로 반복하여 비만의 악순환이 시작된다. 또 마음이 불안하므로 신경안정제를 남용하거나 알코올 중독에 빠지기도 한다.

일반적으로 일정량의 음식물이 유입되면 신체는 자가 조절 작용을 하여 정상적인 소화기능을 유지할 수 있다. 그러나 도가 지나치면 소화흡수율이 저하되고, 배변량이 많아지며 급기야 위장장애를 일으킨다.

3) 비만의 정의

비만이란 신체의 지방조직이 과다하게 축적되어 있는 상태라고 정의할 수 있다. 엄밀히 구분하면 키에 비해서 체중이 무거운 경우는 과체중이라고 하고, 체지방이 많은 상태를 비만체중이라고 한다.

비만은 식욕의 이상 항진, 에너지 저하운동량의 감소, 생체에너지 대사 형태의 변화 등이 원인이 되어 생겨난다. 즉 섭취에너지와 소비에너지의 불균형이 비만을 가져오는 것이다.

4) 비만의 원인

과식의 원인 중에 높은 비율을 차지하는 것이 스트레스이다. 비만증 환자에게는 감정의 미숙, 부모의 과잉보호로 인한 영향, 열등의식 등이 있는데, 사회적응 곤란, 학업성적 불량 또는 부모의 사랑이 결핍된 경우에도 불만을 해소하기 위한 수단으로 음식물을 과잉 섭취하는 경향이 있다.

심리적인 요인 외에도 유전적인 요인, 잘못된 생활 습관, 운동 부족, 스트레스 등이 복합적으로 작용하여 비만이 생긴다.

일반적으로 운동을 하지 않고, 많이 먹게 되면 섭취하는 에너지에 비해서 소비되는 에너지가 적어 비만이 된다. 또한 체중이 증가할수록 운동을 하는 것이 더욱 힘들어져 체중 증가의 악순환이 시작된다. 갑자기 많이 먹거나, 밤에 먹게 되면 인슐린의 분비가 증가되어, 지방 축적이 많아진다.

5) 비만의 한의학적 해석

한의학의 문헌에 나타난 비만의 원리를 살펴보자. 기가 허하면 몸의 기를 에너지로 전환시키지 못해 2차적으로 습담濕痰습기로 인해 생기는 담이 발생하여 비만을 야기한다. 습담은 체내의 수액 대사기능水液代謝機能이 정상적으로 작동하지 못해서 나타나는 병리적 증상이며, 습담이 체내에 형성되면 비만을 야기하는 것으로 볼 수 있다. 기허氣虛·원기가 허약함와 습담과의 관계는 매우 밀접해서 기허하면 수액의 대사기능이 무력해져 2차적으로 습담을 유발시킨다. 반대로 습담이 체내에 형성되면 기의 운행이 무력해져 기허를 유발하기도 하는 상호 악순환의 고리를 가지고 있다. 이러한 내용은 만성 피로를 경험하는 사람이 비만이 되는 과정에서 잘 설명되고 있다. 스트레스로 인한 내상칠정內

傷七情 또한 장부 기능에 영향을 주어 비만을 초래한다. 비만과 관계 깊은 장부는 비脾와 폐肺 및 신腎이다. 비만을 야기하는 주된 요인인 습이나 담 등은 인체의 수액대사가 정상적이지 않을 때 나타나는 것으로 인체의 수액대사는 주로 이들 3가지 장부가 담당하고 있다.

6) 비만도 측정

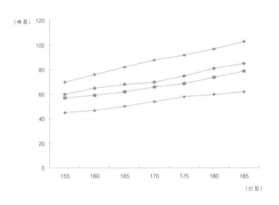

〈표 2 BMI 그래프 신장과 체중에 따른 비만 정도〉

비만을 측정하기 위해서는 체지방을 측정하는 것이 가장 정확하다. 시중에는 체지방을 측정할 수 있는 장비가 많이 나와 있으나 많이 보급되지는 못한 상태이다. 가정에서 손쉽게 측정할 수 있는 방법은 체중질량지수BMI: Body Mass Index를 계산하는 것이다. 체중 질량 지수는 체중(kg)을 신장(m)의 제곱으로 나눈 것이다.

$$BMI = \frac{체중(kg)}{신장(m) \times 신장(m)}$$

저체중: 18.5미만 / 정상: 18.5~22.9
과체중: 23이상 / 중등도 비만 : 25~29.9
고등도 비만 : 30

7) 비만의 치료

신장	체중		체중		체중			체중	
155	44.4	저체중	55.0	정상	60.1	과체중	중등도비만	72.1	고등도비만
160	47.4		58.6		64.0			76.8	
165	50.4		62.3		68.1			81.7	
170	53.5		66.2		72.3			86.7	
175	56.7		70.1		76.6			91.9	
180	59.9		74.2		81.0			97.2	
185	63.3		78.4		85.6			102.7	

〈표3 BMI 표 자신의 키와 몸무게로 비만정도를 측정한다〉

BMI가 25를 넘으면 치료의 대상이 된다. 이때에는 생활태도의 변화와 더불어 전문가와 상의하여 자신에게 맞는 치료방법을 선택해야 한다.

8) 다이어트를 위한 생활 습관

- 반드시 규칙적인 식사를 하며 점차 식사량을 줄인다.
- 하루 8컵 이상의 물을 마신다.
- 열량이 적고 포만감을 주는 해초류, 채소류를 섭취한다.
- 위에 머무는 시간이 긴 밥, 섬유질 식품 등을 선택한다.
- 자극성이 강한 음식은 식욕을 유발하므로 담백하게 조리한다.
- 설탕 대신 식초나 레몬을 양념으로 사용한다.
- 음식을 천천히 먹는다.
- 저칼로리, 고단백질, 섬유질 음식을 많이 섭취한다.
- 저녁은 조금 먹고 취침 3시간 전에는 아무것도 먹지 않는다.
- 흰 밀가루, 흰 설탕, 흰쌀밥 등 3백 음식을 피한다.

9) 비만 환자를 위한 생활 변화 유도법
(출처; 대한한방비만학회)

- **자극조절기법**
 - 하루 세 끼를 먹는다.
 - 식사는 같은 시간, 같은 장소에서 한다.
 - 식탁에 앉아 식사를 한다.
 - 음식을 먹는 것으로 기분전환을 하지 않는다.
 - 음식을 작은 접시에 담는다.

- 음식을 씹는 동안 숟가락을 놓는 습관으로 식사속도를 늦춘다.
- 식사 끝에 잠시 멈추고 포만감의 정도를 평가한다.
- 비만의 원인이 되는 음식은 구입하지 않는다.
- 고열량 양념을 쓰지 않는다.
- 그릇에 남은 음식은 바로 쓰레기통에 버린다.
- 음식을 조금씩 차린다.

• **강화기법**
- 체중 변화가 아니라 행동변화에 대해 상을 준다.
- 상으로 음식을 주지 않고 돈이나 옷과 같은 유형의 상을 준다.
- 행동 목표를 성취하면 즉시 상을 준다.

• **자기 관찰**
- 먹는 행위와 운동에 선행하는 조건을 관찰한다.
- 영양소 섭취를 관찰한다.
- 운동에너지 소비를 관찰한다.
- 먹는 행위에 선행하는 감정을 관찰한다.
- 식사 전후의 공복감을 관찰한다.

• **행동 계약**
- 분명히 정의된 행동 목표를 정한다.
- 행동 목표를 완수하기 위한 시간표를 명확히 한다.

- 최종 목표를 달성하기 위해 점진적으로 습관을 변화시킨다.
- 실현가능한 목표를 세운다.
- 체중 변화가 아니라 행동 변화에 대해 계약을 체결한다.

건강 상식 – 어릴 때 뚱뚱한 것은 비만증과 무관?

비만증을 심각하게 생각하지 않는 가장 큰 이유는 어릴 때 뚱뚱해도 어른이 되면 살이 저절로 빠질 것이라는 잘못된 믿음이다. 그러나 소아 비만의 대부분80%는 어릴 때 치료하지 않으면 성인 비만증에 걸리기 쉽다. 게다가 성인의 비만에는 지방 세포의 수는 변하지 않고 지방의 부피만 늘어나는 반면, 소아의 비만에서는 지방 세포의 수와 부피가 모두 늘어나므로 어릴 때 생긴 비만을 조절하기란 더욱 어렵다. 비만은 반드시 어려서부터 예방하고 치료해야 한다. 『동의보감』에서는 '큰 것은 작은 것만 못하고 뚱뚱한 것은 마른 것만 못하고, 흰 것은 검은 것만 못하다'고 하였다. 일반적으로 크거나 통통한 사람이 힘도 세고 뽀얗게 흰 피부가 더 건강할 것 같지만 오히려 작고 마르고 까무잡잡한 사람만 못한 경우가 많다.

3. 중풍

1) 중풍과 스트레스

고혈압, 심장 질환, 당뇨병 등의 질환이 있거나, 평소에 흡연을 많이 하면 중풍에 걸릴 확률이 높다. 또한 고혈압, 심장질환, 당뇨병은 스트레스와 직접적인 관련이 있기 때문에 스트레스를 조절에 신경 써야 한다. 스트레스는 중풍 발병에 직접적인 관련이 있다.

최근 직장인 퇴출 대상 연령이 점차 낮아지면서 30대 직장인이 과다한 업무와 스트레스로 쓰러지는 사례가 급증하고 있다. 한국산업안전공단에 따르면 '과로사'에 해당하는 뇌심혈관계 질환 때문에 사망하여 산업재해로 인정을 받은 사람의 수가 매년 10%씩 꾸준히 증가한 것으로 나타났다. 이중에는 35~39세 직장인이 약 20% 정도인 것으로 조사되었다. 뇌심혈관계 질환은 직무상 스트레스를 받거나 갑자기 업무가 많이 늘어난 사람의 뇌심혈관계에서 발생하는 병으로 중풍의 한 종류이다.

2) 중풍의 정의

중풍이란 두뇌의 혈액 순환에 장애가 생기는 질병으로, 혈관이 막혀서 발생하는 뇌경색과 혈관이 뚫려서 발생하는 뇌출혈이 있다. 일단 중풍이 발병하면 두뇌에 산소와 영양분이 도달하지 못하기 때문에 뇌세포가 죽게 되며, 부위에 따라 다양한 증상이 나타난다. 사지 마비, 사고력 저하, 언어 장애, 감정 조절 문제 등이 나타난다.

3) 중풍의 전조 증상

중풍의 전조 증상이 있으면 빨리 병원으로 가서 치료를 받아야 한다. 미국 신경질환뇌졸중연구소NINDS; National Institute of Neurological Disorders and Stroke의 연구에 의하면 중풍 발병 3시간 내에 적절한 응급조치를 하면 3개월 이내에 생활하는데 불편이 없을 정도로 회복되었다고 한다. 따라서 중풍이 발생하면 응급 처치가 가능한 병원으로 빨리 가는 것이 좋다. 전조 증상을 몇 가지 소개하면 다음과 같다.

- 얼굴이나 팔, 다리에 마비가 오거나 둔한 느낌이 들 때, 또는 힘이 없을 때, 특히 좌우 한쪽으로 증상이 나타날 때
- 의식 장애가 나타나거나 말하고 듣기가 힘들어질 때
- 한쪽이나 양쪽 시력에 이상이 나타날 때
- 걷기 힘들고 현기증이 나거나 균형 잡기가 어려울 때
- 이유 없이 극심한 두통이 생길 때

4) 중풍의 재활치료

중풍은 응급처치만큼이나 재활치료도 중요하다. 중풍 재활에는 한방 치료가 효과적이다. 세계보건기구WHO에서 침 치료가 중풍 재활에 효과가 있다는 사실을 발표한 바 있다. 일반적으로 중풍 발병 후 6개월이 지나면 호전되기 어렵다고 한다. 따라서 초기의 재활 노력에 따라 많은 차이가 있다.

♣ 건강 상식 - 해장술은 숙취제거에 도움이 된다?

술 마신 다음날 마시는 해장술은 전혀 해장을 해주지 못한다. 일종의 마취 효과로 숙취 증상을 잊게 해줄 뿐이며, 또 다시 간장에 부담을 주어 간 기능을 손상 시킨다. 술이 몸에 들어오면 1차로 간에서 효소의 도움을 받아 아세트알데히드라는 물질로 변한 뒤 다시 다른 효소에 의해 아세테이트로 바꾸었다가 마지막에 물과 이산화탄소가 되어 몸 밖으로 배출된다. 간장의 이러한 해독 작용에 힘입어 건강을 유지할 수 있다. 하지만 간장의 해독 능력도 한계가 있어 보통 성인 남자의 경우 소주 두병 분량 이상을 마시게 되면 24시간 내에 알코올을 해독하기 어려워진다.

4. 학습장애와 건망증

1) 뇌 발달 장애와 스트레스

스트레스가 계속되면 두뇌발달이 저하된다. 태교와 상관없이 어린 아이에게 무리하게 공부를 강요하는 등 스트레스를 주면 뇌 발달이나 기억력 발달에 오히려 나쁜 영향을 초래한다는 연구결과가 최근 발표되었다.

스트레스를 주기 위해 임신한 쥐를 좁은 공간에 가둔 상태에서 출산을 하게 했다. 그리고 태어난 새끼 쥐를 90일 동안 좋은 환경과 나쁜 환경에서 각각 키운 뒤 기억력과 뇌신경 발달을 비교하는 실험을 실시했다. 그 결과 어미 쥐가 나쁜 환경에서 출산을 했어도 좋은 환경에서 성장한 새끼 쥐는 나쁜 환경에서 성장한 쥐보다 기억력이 1.5배 높았다. 또 뇌신경 발달에 있어서도 좋은 환경에서 자란 쥐가 그렇지 않은 쥐에 비해 기억력이 2.5배나 높게 나타났다.

또 임신한 쥐를 스트레스가 없는 좋은 환경에서 생활하고 출산을 하게 한 후, 태어난 새끼 쥐를 대상으로 똑같은 실험을 실시했다. 그 결과 출산 배경의 좋고 나쁨과는 상관없이 성장 과정에서 받는 스트레스가 기억력과 뇌신경 발달에 영향을 주는 것으로 나타났다.

즉 뇌가 아직 성숙하지 않은 아이에게 과도하게 조기교육을 시키면 뇌가 지쳐서 더 이상 지식을 받아들일 수 없게 될 뿐만 아니라 망가질 수도 있다는 것이다.

어린이의 경우 심리적인 원인이나 주위의 지나친 자극과 간섭으로 스트레스를 받아 신체 장기에 열이 몰려 학습장애가 나타나기도 한다. 이것이 바로 앞에서 언급한 어린이 화병이다. 또 부부싸움을 많이 하는 가정의 아이는 깜짝깜짝 놀라 신경이 예민해지고, 외부 자극에 민감해져 학습 의욕과 집중력이 떨어질 수도 있다.

또 스트레스에 약한 사람은 스트레스를 잘 이겨내는 사람에 비해 알츠하이머병치매에 의한 기억력 손상 위험이 2배 높다는 연구결과가 최근 발표되었다. 스트레스는 나이에 상관없이 두뇌에 큰 손상을 준다.

2) 학습장애의 정의

집중력이나 기억력이 저하되면 학습능력이 떨어졌다고 생각한다. 그러나 엄밀하게 정의하면 '지능은 정상이지만 듣기, 말하기, 읽기, 쓰기, 추리 또는 계산 능력에 심각한 문제가 나타나는 경우를 학습장애'라고 한다.

미국 정신의학회에서 발간된 '정신장애의 진단 및 통계 편람 4판'에 의하면 '읽기, 산술, 쓰기를 평가하기 위해 개별적으로 시행된 표준화 검사에서 나이, 학교 교육, 지능에 따라 기대되는 수준보다 성적이 현저하게 낮게 나오는 것을 학습장애로 진단한다.' 학습장애는 읽고, 계산하고, 쓰기를 요구하는 학업의 성취는 물론 정상적인 일상생활을 현저하게 방해한다. 또 심할 경우에는 성인기에도 지속될 수 있다. 학습장애는 읽기 장애, 산술 장애, 쓰기 장애 등으로 분류할 수 있다.

학습장애를 조기 진단하는 것은 쉽지 않다. 우리나라 국립특수교육원이 2001년에 조사한 자료에 의하면 학습장애 진단을 받은 초등학생은 전체의 1.17%정도에 그쳤다고 한다. 이는 지능지수가 평균100보다 심하게 낮지는 않지만70이상 읽기, 쓰기, 수학적 추리, 문제해결, 연산 능력 중 한 가지 이상이 또래보다 2년 이상 떨어지는 경우이다.

많은 학부모가 자녀를 걱정하면서 '우리 아이는 머리는 좋은데 노력을 하지 않아요.', '학교에서 내준 숙제와 준비물을 잘 잊어버려요'라는 말을 많이 한다. 자녀가 집중력이 떨어지고 주의가 산만해서 그렇다면 이는 집중력장애일 가능성이 있다. 이런 아이를 조기에 치료하지 않으면 학습능력은 물론 대인관계에도 악영향을 미칠 수 있다. 청소년이나 성인이 돼서도 이 같은 현상이 지속될 수 있는데, 집중력 장애는 의학적인 용어로 '주의력결핍 과다행동장애ADHD: Attention Deficit Hyperactivity Disorder'라고 한다.

3) 주의력결핍 과다행동장애ADHD

　주의력 결핍, 과다 행동, 충동적인 행동이 계속되면 주의력 결핍 과다행동장애를 의심해야 한다. 주의력 결핍이란 한 가지 일에 집중하기 힘들어하고, 몇 분 이내에 지겨워하는 아이들에게 해당된다. 이런 아이는 자신과 상관없는 소리나 빛에 민감하고 세세한 일에 집중하지 못하며 부주의한 실수를 반복한다. 지시 사항을 세세하게 따라하지 못하며, 장난감, 학용품, 책 등을 자주 잃어버리기도 한다.

　과다 행동과 충동적 행동이란 언제나 움직이고 있으며 앉아 있지 못하는 것을 말한다. 즉흥적 반응을 제어하지 못하고 행동하기 전에 생각하지 못하면서 늘 들떠 있고, 손과 발을 만지작거리거나 떨기도 한다. 뛰어다니고 기어오르며 의자에 앉아 있지 못하고, 전체 질문을 다 듣기 전에 대답을 한다. 줄을 서서 기다리거나 자신의 차례를 기다리지 못하는 증상이 동반된다.

　주의력결핍 과다행동장애는 주로 5~7세 때 많이 나타나는데, 국내에서는 임상적으로 소아정신과 내원환자의 30~50%가 주의력결핍 행동장애로 추정된다. 호기심이 많고 활동적인 성향의 아이들이라도 대부분 10~12세 이후가 되면 과잉행동이 줄어드는 것이 정상이다.

　시기별로 특징을 보면 유아기 때는 걷기 시작하면서 바로 뛰려고 덤벼 넘어지고 다치는 경우가 많다. 조금 더 크면 다른 아이를 갑자기 밀어 버리거나 장난감을 빼앗는 등의 공격적인 행동을 보인다. 초등학교 입학 전에는 행동의 문제가 더욱 뚜렷해진다. 자기 고집이 강해서 요구가 즉시 받아들여지지 않으면 떼를 쓰는 정도가 심하고, 규율을 잘 지키지 않으며 화를 내는 수위가 또래보다 훨씬 높아진다. 또 부모의 말도 잘 듣지 않으려 하고 쉽게 반항한다.

초등학교 입학 후에는 수업 중에 교실을 왔다 갔다 한다든지 딴 생각을 많이 해 선생님의 질문에 엉뚱한 대답을 하는 경우가 비일비재하고, 선생님의 지시사항을 이해하지 못하거나 챙겨야 할 준비물을 잊어버린다. 친구들이 노는 것을 방해하고 자주 싸우며, 마음대로 안 되면 욕을 하거나 물건을 집어던지는 등의 행동을 하기도 한다.

그러나 단순히 위의 증상을 보인다고 해서 ADHD로 진단할 수 있는 것은 아니며 오랫동안 광범위하게 나타나야 한다. 또래 아이들에 비해서 얼마나 더 자주 나타나는가? 계속적으로 문제를 일으키는가? 문제를 일으키는 상황이 똑같은가? 이런 것을 종합적으로 검토하여야 한다.

미국의 자료에 의하면 3~5%의 어린이들이 ADHD를 보인다고 한다. 또한 ADHD와 학습장애는 같이 나타나는 경우가 많다.

4) 건망증 Memory Disorder

일반적으로 있었던 일을 뇌에 기록하는데 장애가 있거나, 과거의 일을 보존하는데 장애가 있거나, 회상하는데 장애가 있는 경우 건망증이라고 한다. 인간의 뇌세포는 30세를 넘으면서 감퇴하기 시작하여 점차 기억력 감퇴현상이 나타난다. 그러나 이러한 현상은 뇌의 기질적인 장애에 의한 건망증을 제외하고는 일시적인 현상이거나 노화에 따른 자연스런 기억력 감퇴인 경우가 많다. 건망증은 감당하기 어려운 심리적 고통, 불안에서 벗어나려는 자연스런 현상이다. 따라서 원인을 찾아 해결하면 건망증 회복에 큰 도움이 된다. 뇌세포의 감퇴에도 불구하고 처리해야 할 정보가 지나치게 많기 때문에 뇌는 그것을 차단하는 수단으로 단기 기억장애 혹은 뇌의 일시적인 검색능력 장애를 나타내기도 한다.

일상생활에서 기억 장애가 나타나면 치매일지도 모른다고 걱정한다. 건망증과 치매증세 초기를 명확히 구분하기는 어렵다. 하지만 쉽게 구분하는 방법이 있다. 예를 들어 기억력이 감퇴된 것을 모르고 있다면 치매에 해당하고, 기억력 상실에 대해 알고 있으면 건망증이다. 쉽게 말해 기억장애는 힌트를 주면 기억이 되살아난다. 갑자기 친한 친구 이름이나 자기 집 전화번호가 생각나지 않을 때 힌트를 주면 생각하는 경우가 기억장애이다. 반대로 친구의 이름을 가르쳐 주어도 누구인지 모르는 경우가 치매이다.

5) 한의학에서 보는 학습장애

한의학에서 인체는 정기신혈精氣神血의 4가지 요소로 구성되어 있다고 본다. 정精은 인체의 가장 정교하고 부드러운 물질로 활동에너지의 근간이 된다. 기氣는 정을 활용하여 에너지로 만드는 것이다. 신精은 이런 모든 활동의 결과로 나타나는 맑은 정신 상태 또는 얼굴빛으로 드러나는 것을 말한다. 혈血이란 이 세 가지를 담는 그릇으로 보고 있다.

등불에 초를 켜는 것과 비교하면 정은 양초에 해당된다. 이것을 태워서 빛을 내는 불꽃은 기와 같다. 이런 과정을 통해서 주위를 환하게 밝히는 빛은 신에 해당되고, 이를 담고 있는 등잔은 혈에 해당된다.

또한 한의학에서는 사람의 정신사유精神思惟를 오장육부五臟六腑가 주관한다고 말하며, 정신기능을 각각의 장부에 배속시켰다. 학습은 오장육부 중에서도 심心, 비脾, 신腎과 밀접한 관계를 맺고 있다. 심心은 신神을 저장하여 신명神明을 다스리며, 신腎은 정精을 저장하여 뇌로 통하고, 비脾는 의意와 지志, 즉 생각하는 활동에 해당된다. 따라서 심비心脾의 기혈부족氣血不足, 신정腎精의 부족, 심신불교心腎不交 등이 학습장애를 일으킨다.

• 신정부족의 학습장애

신腎은 정精을 저장하는 곳이다. 정精이란 말했듯이 몸의 가장 정교하고 부드러운 물질로 사람이 활동하는 근간이 된다. 정精이란 뼈골을 채워주며, 정액을 만들기도 한다. 그래서 정精이 부족해지면 뼈골이 성글어지는 골다공증이 온다.

『동의보감』에서 뇌는 골수의 바다라고 했다. 연세가 많은 사람이 과도하게 성생활을 하거나 노동으로 신장의 정이 부족해지면 골다공증이 와서 허리와 다리가 아프고, 머리가 어지럽고 귀가 울린다. 특히 수험생은 뇌수가 부족해지면 정신이 혼미하게 되어 공부에 집중할 수 없고, 두뇌회전이 느려진다.

• 심신불교의 학습장애

심장은 활동력이 강한 여름기운으로 화에 해당된다. 신장은 정교하고 부드러운 물질인 정을 깊숙한 곳에 감추는 겨울 기운으로 수水에 해당된다. 인체는 심장의 불기운이 아래로 내려와 아랫배를 덥혀 신장의 물 기운이 수증기가 되어 상승되어 머리를 차갑고 맑게 해준다. 이를 일러 수승화강水升火降이라 하며 심신이 서로 사귄다고 한다.

오랫동안 병을 앓거나 음란한 생각을 많이 해 음경에서 정이 새어 나오거나 몽정 혹은 과도하게 자위행위를 하면 신장의 수水의 기운이 모자라 심장의 화火를 차갑게 만들지 못한다. 따라서 얼굴에 열이 달아오르고 붉어지며 심장이 두근거리며 양다리에 힘이 빠진다. 또 마음은 초조해지며 잠이 잘 오지 않고 공부에 집중을 할 수 없게 된다.

또한 스트레스를 받아 고민을 많이 하면 기가 순환되지 않고 가슴에 맺혀서 화가 생기게 된다. 이러한 경우 가슴이 갑갑하고 혹은 목에 뭔가 걸린 느낌이 날 수 있고, 입이 마르며 마음이 불안하면서 심장이 뛰고 또한 공부에 집중할 수 없다. 심화가 상체에 막혀서 하체를 덥혀주지 않으니 냉습증이나 냉대하가 생기고 발이 시리며, 허리나 무릎이 아플 수 있다.

• 심비양허의 학습장애

오행에서는 화생토火生土라 하여 심장과 비장은 부모와 자식 관계, 즉 상생의 관계에 있다.

운동을 하지 않고 하루 종일 공부만 하다 보면 몸이 허약해져 피로가 더 심해지며 몸의 기운이 뭉쳐서 소화불량이 되기 쉽다. 음식이 소화되어 몸의 정이나 혈을 만들지 못하면 심장의 혈이 부족해지게 되며, 이렇게 심혈이 부족해지면 다시 비장을 건강하지 못하게 된다. 이런 악순환으로 소화불량 증상이 더욱 심해지게 되는 것이다. 심비양허의 증상이 오면 매사에 맘이 편치 않고 두려운 생각이 들며 머리가 어지러운 경우가 많고 소화불량을 동반하게 된다. 또한 건망증과 가슴이 두근거리는 증상도 생길 수 있다.

• 담탁요심의 학습장애

소화가 잘 되지 않거나 스트레스로 기운이 돌지 않으면 먹은 음식물이 정혈로 되지 않고 찌꺼기인 담음이 된다고 한다. 또한 과식이나 인스턴트 음식으로 인한 과도한 칼로리 공급은 몸에 지방을 쌓이게 하고 찌꺼기를 쌓이게 한다. 찌꺼기가 쌓이면 부패하면서 열이 나는데 마치 거름이 썩으면서 열이 나는 것과 같은 이치이다.

비만하거나 얼굴이 붉고 번들거리며, 여드름이 많이 나고, 숨을 몰아쉬며, 눈이 충혈 되고 두통과 어지럼증 등이 올 수 있다. 이를 일러 담음과 탁기가 심장을 움직였다고 한다.

6) 학습장애의 치료 및 예방법

일단 학습장애로 진단을 받으면, 전문적인 학습전략 교육을 받는 것이 좋다고 알려져 있다. 그러나 모든 증상은 병으로 진단 받기 전, 즉 경미한 상태일 때 치료 받는 것이 좋다. 학습장애나 주의력결핍 과대행동장애로 진단 받는 사람은 3%이내에 불과하지만, 자신에게 유사한 증상이 나타나면 극복하기 위해 노력해야 한다.

일상생활에서 포도당은 두뇌 활동의 주된 에너지원이므로 포도당이 많이 함유된 식품밥, 빵 등의 곡식류을 많이 섭취해야 한다.

또한 임산부가 흡연, 음주를 하면 태아의 두뇌에 손상을 입

힌다는 것은 널리 알려져 있다. 임신 중 음주를 하면 태아의 두뇌 무게가 평균치 이하가 되고 따라서 지능발달에 영향을 미친다. 이러한 아기는 자라나면서 과다행동, 주의력 결핍, 충동적 행동을 보이는 경우가 많다. 이를 태아알콜증후군fetal alcohol syndrome이라고 한다.

임산부가 마신 알코올은 태반을 통해 신속하게 태아에게 전달되는데, 아직 성숙하지 못한 태아는 알코올을 빨리 분해할 수 없다. 그래서 태아 혈액에 있는 알코올은 모체보다 높은 농도로 오래 남아 있을 가능성이 있다. 이처럼 임신 중 음주로 인하여 아이에게 일어나는 증상을 태아알코올증후군이라고 한다. 알코올 중독자나 만성적으로 알코올을 남용하는 여성에게 태어나는 태아의 40%가 태아알코올증후군을 나타낸다고 보고되어 있다. 태아알코올증후군에 걸린 아기는 비정상적으로 체구가 작고, 코가 짧고 위로 향하며, 뺨은 작고 평평하고 눈 또한 작다. 심장 이상이 나타날 뿐만 아니라 작고 비정상적인 뇌와 정신지체를 보이며 주의집중을 잘 못하고 행동장애 등이 나타난다. 이러한 태아알코올증후군의 영향은 성인이 되어서도 다양한 정신장애와 행동장애를 불러온다. 여기 임신 중 가볍게 혹은 보통의 주량으로 술을 마셨을 때 태아에게 미치는 영향이 어떨지 조사한 자료가 있다. 워싱턴 주립대학에서 임신 중 하루 3잔 이상의 술을 마신 엄마에게 태어난 아이들을 14세까지 조사한 것이다. 아이가 4세일 때 지능검사 결과, 평균지능보다

5점이 낮았고, 7~14세 아이의 경우 학습능력에 문제가 있는 것으로 나타났다. 1995년 프랑스의 한 연구도 유사한 보고를 한 바 있다. 하루에 3잔 정도의 술을 마신 임산부에게 태어난 아이의 지능을 검사한 결과 4,5세 어린이는 술을 덜 마신 임산부의 아이보다 7점 낮은 것으로 나타났다. 임신 중 음주는 유산, 저 체중아 출산, 사산, 유아 조기사망의 위험성을 증가시킨다. 또 심한 음주 자는 임신 4~6개월 사이에 유산할 가능성이 비음주자에 비해 2~4배 높은 것으로 나타났다. 또 임신 28주에서 출산 후 1주일 사이에 아기를 잃을 가능성은 2~3배 높다고 보고 되어 있다. CERHR; 인체생식독성위해평가센터 Center for the Evaluation of Risks to Human Reproduction 홈페이지 발췌 번역

한의학에서 학습장애의 치료는 심心, 비脾, 신腎을 도와주는 것이다. 심비心脾의 기혈부족氣血不足, 신정腎精의 부족, 심신불교心腎不交 등이 학습장애를 일으키므로, 증상에 따라서 정확하게 치료해야 한다. 일반적으로는 인삼, 천문동, 석창포, 원지 등이 신神을 다스려 학습에 도움을 준다.

집중력을 향상시키는 생활지침

- 주위를 정돈한다. 필요 없는 물건, 어지러운 것을 정리해 쓸데없는 자극을 줄인다. 또 장난감이나 책을 한꺼번에 여러 개를 주면 아이의 호기심이 분산돼 산만해지므로 하나를 가지고 놀다가 흥미를 잃어버리면 다음에 다시 주는게 좋다.

- 수시로 칭찬한다. 잘못을 야단치거나 혼내지 말고 되도록 자주 칭찬을 해서 자신감을 심어 주는 것이 중요하다.

- 큰소리가 담장을 넘어가지 않게 한다. 부부, 형제간에 언성을 높이는 싸움을 자제하고 온 가족이 화목하게 지내는 모습을 보여줌으로써 정신적 안정을 취할 수 있도록 한다.

- 취미활동으로 집중력을 키운다. 활동적이고 집중력이 요구되는 탁구, 검도, 태권도 같은 운동을 시키거나 악기를 가르치면서 차분한 마음가짐을 갖도록 돕는다.

- 한방차를 마신다. 인스턴트나 청량음료 대신 인삼대추차나 당귀차, 오미자차가 좋다. 인삼은 몸의 기력을 좋게 하고, 대추는 정신을 안정시키고 긴장을 풀어주는 효과가 있다. 대추와 인삼을 썰어 넣고 1시간 가량 끓인 인삼대추차를 마시면 불안 증상이 차츰 줄어든다. 당귀나 오미자도 스트레스 해소를 돕고 기억력을 좋게 하므로 차로 만들어 자주 마시면 좋다.

5. 성기능 장애

1) 성기능 장애와 스트레스

스트레스는 만병의 근원이며, 성기능 장애의 원인이다. 젊은 나이에 발기부전으로 찾아오는 환자들은 공통적으로 최근 스트레스를 정도가 매우 심하게 받았다며 호소하고 있다. 발기부전은 기질적으로 이상이 있는 경우보다 신체에 아무 이상 없이 정신적 위축으로 인한 경우가 더욱 많이 있다. 스트레스가 심해지면 발기부전에 그치지 않고 성욕이 감퇴되어 성관계를 갖고 싶은 마음이 없어지기까지 한다.

2) 발기부전과 조루의 원리

남성이 발기가 되지 않는 경우를 발기부전이라고 하고, 발기된 상태가 유지되지 않아서 만족스러운 성관계를 할 수 없는 경우를 조루라고 한다. 발기부전과 조루는 성생활에 문제를 일으키고 남성의 자존심에 상처를 줄 수 있다.

일반적으로는 성교과정에서 음경이 질에 삽입되기 전이나 질에 삽입하려는 찰라 혹은 질에 삽입한지 얼마 되지 않아 사정이 되어 더 이상 성교할 수 없는 상태를 의미한다. 발기부전과 조루를 의학적으로 정확하게 정의하기는 어려우며, 자신의 성생활이 만족스럽지 않다면 치료의 대상이 된다. 발기부전과 조루는 발기를 일으키는 모든 과정에서 발생할 수 있다.

우리가 보고 듣고 느끼고 냄새 맡고 생각하는 것을 조정하는 뇌에서, 뇌에서 신체로 메시지를 전달하는 신경에서 그리고 성기의 혈관 등에서 문제가 되어 발생할 수 있다. 또한 과음하거나 피로할 때도 발생한다.

발기가 되기 위해서는 성적 흥분이 일어나야 하며 음경 내 혈관이 늘어나야 한다. 늘어난 혈관 속으로 혈액이 원활히 들어갈 때 발기가 이루어진다. 그러나 스트레스를 많이 받으면 우리 몸에서 스트레스 호르몬이 분비돼 성호르몬의 분비를 막게 되며 음경으로 가는 혈액량을 감소시켜 발기부전이나 조루를 일으킨다.

스트레스로 인해 음경의 혈관이 좁아짐에 따라 발기상태가 지속되지 못하는 것인데, 이런 환자들은 평소 스트레스를 해결하는 방법을 찾아보아야 한다. 운동을 통해 스트레스를 날려버리는 것도 좋은 방법이다. 운동을 하고 땀을 흘리면 엔돌핀이 분비되며 부교감신경계가 활성화되어 항진된 교감신경계를 가라앉히는 효과가 있다.

한 잔의 술은 긴장을 풀 수 있으나 과도한 술은 오히려 발기력을 떨어뜨리므로 주의해야 한다.

3) 발기부전의 검사법

집에서도 발기부전의 원인이 구조적 이상에 있는지 심리 상태에 의한 것인지를 쉽게 감별할 수 있다. 남성의 경우 수면 중 2~3회 정도 자연스럽게 발기가 된다. 그러므로 잠들기 전에 생식기를 우표로 감싸서 우표의 끝을 서로 붙여 놓은 후 아침에 우표가 끊어져 있으면 수면 중에 발기에 일어난 것이므로 구조에 이상이 없는 것이다. 정확한 결과를 위해서는 3~5회 정도 실시해보는 것이 좋다.

4) 발기부전의 치료

발기부전은 대부분의 경우 구조적 장애 없이 기능 장애만 있다. 심리적으로 상처를 받거나, 전반적인 만성 피로, 스트레스 등이 주된 원인이다심인성 발기부전. 이런 경우에는 한약이 좋은 효과를 발휘한다. 일차적으로는 심리적 위축을 떨쳐버리게 도와주고 그 후에 몸의 전반적인 컨디션을 좋게 회복시켜 주면 좋은 결과가 있다.

심인성 발기부전 환자의 대부분은 화병을 치료한 후 발기력을 되찾을 수 있다. 이러한 치료를 통해 환자 스스로 스트레스 해소에 대해 다시 인식하고 평소 생활에서 스트레스를 해소하기 위해 노력하게 된다. 이러한 노력은 좋은 치료 결과를 유지시켜 준다. 스트레스로 건강뿐만 아니라 발기에도 문제가 생기기 때문에 성공적인 치료를 위해 평소에도 스트레스 관리가 필수적이다.

♣ 건강 상식 – 여름철 삼계탕은 무조건 좋을까?

만성 신부전증이나 당뇨병 질환을 앓는 사람에게는 삼계탕과 같은 고단백 식품이 좋지 않다. 평소 몸에 열이 많은 사람은 삼계탕에 든 인삼을 과다하게 먹지 말아야 한다.

인삼은 기운을 크게 보해 주고 탈진을 막으며 몸의 진액을 생성하고 마음을 편안하게 해주는 효과를 가지고 있다. 때문에 과로, 식사량 감소, 피곤, 설사, 천식, 건망, 탈수 등의 증상이 있을 경우 널리 사용되고 있다. 인삼의 이러한 효과가 과학적으로 입증됐지만, 그 성질에 매우 열이 많아 몸에 열로 인한 증상이 있거나 평소에 열이 많은 사람이 삼계탕에 들어 있는 인삼을 과다하게 복용하면 오히려 해로울 수 있다.

6. 과민성 대장증후군

1) 과민성 대장증후군과 스트레스

스트레스는 과민성 대장증후군IBS: Irritable Bowel Syndrome을 악화시킨다. 대부분의 과민성 대장증후군 환자들이 스트레스를 호소하는 경우가 많다. 위장 자체에 문제가 있는 환자보다는 불안, 우울, 외상 후 스트레스 장애, 히스테리 등의 정신적 원인을 가지고 있는 환자가 더욱 많다. 대부분의 과민성 대장증후군 환자는 삶의 질에 불만을 가지고 있으며 건강 상태에 불만족하고 있다. 과민성 대장증후군 환자의 11% 정도가 급격한 스트레스로 악화되었다고 호소하고 있다.

최근 조사에 의하면 대학생 4명 중 1명이 과민성 대장증후군으로 불편을 겪고 있다고 한다. 2003년 대한내과학회 학술대회에서 발표된 논문에 의하면, 서울, 경기지역 7개 대학 학생 577명을 대상으로 설문 조사한 결과, 전체 응답자의 27.2%157명가 과민성 대장증후군 증상이 있는 것으로 나타났다. 이 같은 수치는 2년 전에 실시한 10.5%에서 2.5배 이상 늘어난 것이다.

2) 과민성 대장증후군의 정의

과민성 대장증후근은 구조적 또는 감염학적이나 생화학적으로 설명할 수 없는 동통과 배변습관의 변화 또는 복부팽만과 팽창 등의 증상을 말한다. 흔히 만성적인 재발성 소화기 기능 저하 증상을 보이는 경우 과민성 대장 증후군을 의심할 수 있다. 환자들은 공통적으로 복통과 변비 또는 설사를 호소한다.

3) 과민성 대장증후군의 진단과 증상

과민성 대장증후군은 환자가 호소하는 증상을 바탕으로 진단한다. 최근 국제적으로 발표된 과민성 대장증후군의 진단 기준은 다음과 같다.

복통이나 불편함이 최근 3개월을 기준으로, 한 달 안에 3일 이상 아래 증상 중 2가지 이상에 해당될 때

- 배변을 하면 증상이 약해진다.
- 배변횟수에 변화가 생긴다.
- 대변형태에 변화가 생긴다.

4) 한의학에서 본 과민성 대장증후군 치료법

과민성 대장증후군은 스트레스를 받을 때마다 병이 더 심해

지는 특징이 있다. 시험기간만 되면 화장실을 자주 오가는 사람이 전형적인 과민성 대장증후군 환자이다. 이러한 현상을 한의학에서는 칠정상七情傷의 범주에 넣고 치료한다. 오장육부 중에서 비장은 인체의 소화기능과 생각하는 능력을 담당하고 있다. 과민성 대장증후군은 심리적 스트레스로 복통, 변비, 설사 등의 소화기 장애를 보이는 질환이기 때문에, 비장脾臟을 치료하면 좋은 결과가 있다.

♣ 건강 상식 – 음주 욕구가 침 맞으면 감소된다?

금주침은 음주 욕구와 금단 증상을 완화시킨다. 침을 맞는 동안 술을 마시면 효과를 보기 어려우므로 본인의 금주 의지가 가장 중요하다. 한방 병원에서는 음주환자를 치료할 때 한약과 이침, 부항 요법 등으로 장기를 체크한 후 바로잡아 주면서, 한약을 투여해 주독을 풀어 간 기능을 활성화시킨다.

이때 한약과 더불어 이침 요법을 시행한다. 금주 침으로서의 이침 요법은 음주의 욕구와 금단 증상을 완화시키는 것을 목적으로 귀에 침을 놓는 방법을 말한다. 이침은 음주 욕구를 감소시키며, 불안, 초조, 진전불면 등의 금단 증상을 감소시키는 작용을 한다.

7. 두통

사람은 누구나 살아가면서 한 번 이상 두통을 경험한다. 스트레스를 받으면 두통을 호소하는 사람들이 많다. 두통의 원인은 매우 다양하며, 원인을 알 수 없는 경우도 많다. 두통으로 오랫동안 고생하다보면 만사가 귀찮아지고 삶의 질은 떨어진다. 두통 중에서도 긴장성 두통은 스트레스로 인해 더욱 악화된다.

대부분의 경우 두통이 발생하면 진통제를 복용한다. 그러나 이를 반복하면 진통제의 약효는 줄어들고, 두통은 더욱 악화된다. 따라서 원인을 찾아서 근본적으로 치료하는 것이 중요하다.

1) 두통의 종류와 증상

일반적으로 두통은 편두통migraine, 혈관성 두통vascular headache, 군발성 두통cluster headache, 긴장성 두통tension headache으로 구분되며, 뇌혈관 질환중풍, 고혈압, 외상 등 원인 질환에 의해서 발생하는 경우도 있다.

이중에서는 긴장성 두통이 가장 많으며, 서서히 시작하여 지속적인 중압감, 조이는 불쾌감을 느끼게 되는 경우가 많다. 오전보다는 오후에 심하고, 저녁나절에는 좋아지는 경향이 있으며, 매일 반복된다. 스트레스나 정신적인 긴장이 원인이 되는 경우가 많다.

허준許浚의 『동의보감』에는 정두통正頭痛, 편두통偏頭痛, 풍한두통風寒頭痛, 습열두통濕熱頭痛, 궐역두통厥逆頭痛, 담궐두통痰厥頭痛, 기궐두통氣厥頭痛, 열궐두통熱厥頭痛, 습궐두통濕厥頭痛, 진두통眞頭痛, 취후두통醉後頭痛 등으로 나누고 있다.

예로부터 동서양을 막론하고 많은 사람이 두통에 시달려 왔고, 덕분에 많은 치료법이 개발되었다. 두통이 어떤 종류에 속하는지, 또 다른 질환 때문에 생긴 두통은 아닌지 정확하게 아는 것이 중요하며 정밀하게 치료해야 한다.

한의학에서 머리부분은 제양지회諸陽之會:모든 양기가 모이는 곳이라고 하여 매우 중요시해왔다. 머리가 아프면 어떤 일도 정확하게 할 수 없고, 일상생활에도 불편함을 가져다 줄 수 있으므로 빨리 치료하는 것이 좋다. 두통 중에서도 기억 장애, 사고 곤란, 시력 장애, 발음 장애 그리고 몸 한 쪽의 마비를 동반하거나 또는 뒷목이 뻣뻣하여 움직일 수 없는 상태가 계속된다면 응급실이 있는 병원으로 가서 처치를 받아야 한다.

현대인은 스트레스가 두통을 유발하는 경우가 많다긴장성 두통. 이런 경우에는 뇌로 가는 혈액량을 증가시켜서 산소와 영양분을 충분히 공급하는 방법으로 좋은 효과를 기대할 수 있다.

2) 두통의 치료법

• 녹두

머리가 가렵거나 어지럽거나 아픈 것을 치료한다. 베개를 만들어 베고 자면 좋다.

• 결명자

머리가 가렵거나 어지러운 증상을 치료하고 눈을 밝게 한다. 베개를 만들어 베고 잔다. 혹은 차로 마신다. 편두통일 때는 가루를 내서 물에 개어 태양혈 부위에 붙이면 아주 좋다.

• 박하

머리에 열이 나면서 아픈 것을 치료한다. 머리를 시원하게 한다. 달여 먹는다.

• 지압법

태양혈, 합곡, 풍지, 백회를 지압한다. 평소에 머리를 자주 빗거나 머리를 손으로 자주 쓸어 올린다.

8. 여드름

1) 여드름과 스트레스

스트레스가 여드름을 악화시킨다는 사실은 누구나 경험을 해서 알고 있다. 스트레스는 호르몬 분비에 이상을 가져 와 여드름이 더 심해지는 결과를 가져온다. 스트레스가 여드름을 악화시키지만, 스트레스가 해소된다고 해서 바로 여드름이 없어지는 것은 아니다.

2) 여드름의 증상

전체 인구의 10~20% 정도가 여드름을 경험한다고 한다. 특히 피지가 많이 생산되는 청소년에게 많이 발생한다. 때로는 20대와 40대에도 발생하기도 한다.

여드름은 얼굴뿐만 아니라 등, 가슴, 어깨, 목 등에서도 생길 수 있다. 피부에는 지방샘이라는 것이 있다. 특히 얼굴에 많은데, 지방샘은 피로라는 기름을 만들어 모낭을 통하여 피부 표면으로 내보낸다. 그런데 이 피지가 수명이 다된 피부세포와 뭉쳐져서 모낭의 입구를 막게 되는 경우가 있다. 이렇게 되면 이 모낭에 세균이 감염되어 모낭이 커져 흰 여드름이 된다. 이후 염증이 진행되고 공기와 사람의 손이 닿으면서 까맣게 변하여 지저분하게 보이는, 검은 고름흑색 면포이 잡히는 상태가 된다. 이것이 흔히 이야기하는 여드름이다.

3) 여드름의 치료

여드름의 경우 한의학으로 치료받고 만족한 결과를 얻는 경우가 많다. 여드름은 자연히 사라지는 경우가 보통이지만, 심한 경우에는 평생 흉터가 남을 수도 있고 치료가 되더라도 어느 정도의 흉터는 남을 수 있다. 스트레스성 여드름에는 심리적 치료를 추가하여 치료해야 한다.

사람들은 여드름이 생기면 흔히들 여드름을 꼭 짜야하는지 고민하게 된다. 이 때 일명 '백두 여드름'인 비화농성 폐쇄 여드름은 절대 짜지 말아야 한다. 화농성 여드름은 완전히 곪아 통증이 없어졌을 때 위생적인 상태에서 짜야 한다.

최근 한의학에서는 여드름의 발생 원인과 몸 안 장기 기능의 불균형 상태에 따른 상관관계를 인정하는 추세이다. 예를 들어 잠을 못 자고 며칠 동안 야근하면 얼굴에 뾰루지가 생긴다거나 운동선수들이 밤낮 없이 연습을 해 체력이 저하됐을 때 여드름이 생기는 것이다.

여드름은 비화농성과 화농성으로 분류될 수 있는데, 비화농성 여드름을 먼저 살펴보면 폐쇄 여드름과 개방 여드름으로 나눌 수 있다. 비화농성 폐쇄 여드름은 표면이 하얀색으로 되어 있고, 피지와 각질이 쌓여 덩어리가 커지는 '백두 여드름'이 된다. 이것을 일부러 짜게 되면 정상 조직의 피부까지 손상을 입게 되므로 절대 짜면 안 된다. 이에 반해서 폐쇄 면포가 시간이 지나면서 덩어리가 좀더 커지고 구멍이 열리게 되거나 특정부위_{모공이 넓은 곳}의 덩어리가 커지면서 즉시 개방 면포, '흑두 여드름'의 형태를 갖추게 되면 이때는 짜주는 것이 좋다.

고름이 약간 잡힌 화농성 여드름은 완전히 곪아서 통증이 없어질 때까지 기다렸다가 피부에 손상이 가지 않도록 가로세로로 짜야한다. 이 때 맑은 물이 나올 때까지 짜내야 다시 곪지 않는다. 이외의 여드름 상태에서 짠다면, 병변이 재발하기 쉬우며 비위생적인 상태에서 짜내게 되면 2차 세균감염을 유발해 병변을 악화시키는 요인이 된다. 따라서 여드름을 짤 대는 조심스럽고 기술적이 제거가 필요하다.

♧ 건강 상식 – 여드름을 악화시키는 요인

- 월경·임신 • 지방질 화장품·헤어젤·스프레이 사용
- 부적절하게 여드름을 짜거나 뜯는 것
- 두피에서 지나치게 분비되는 피지와 땀
- 초콜릿·호두·콜라·다시마 등의 음식물 섭취
- 스트레스·공포심·불안 등의 강한 감정 자극
- 덥고 습한 기후에서 오랫동안 생활하는 것

9. 만성 질병이 주는 스트레스

1) 만성 질병이 스트레스를 준다

스트레스는 우리 삶의 일부분이다. 스트레스는 우리가 성공하도록 동기를 부여해주지만, 반면에 삶의 즐거움을 방해하고 성공을 이루는데 장애가 되기도 한다. 만성 질병이 있는 환자는 그렇지 않은 사람에 비해 더 많은 스트레스를 받는다. 예를 들면 환자는 불편한 신체, 잦은 입원, 고통스러운 주사, 수술 등을 참아내야 하며, 심지어는 죽음에 대한 스트레스에 직면하기도 한다.

신장질환이 있어서 일주일에 세 번씩 신장 투석을 받아야 하는 환자가 있다면 당연히 반복적인 스트레스에 시달릴 것이다. 암을 치료하기 위해 지속적으로 화학요법을 받아야 하는 환자는 매번 치료를 받을 때마다 두려움과 긴장감을 느끼게 된다. 간질이 있는 사람은 항상 언제 발작을 일으킬 지에 대한 걱정을 해야 한다.

2) 질병으로 인한 스트레스의 완화법

불행히도 환자가 스트레스를 피할 수 있도록 해주는 간단한 방법은 없다. 하지만 상황을 조금 견디기 쉽게 해줄 수 있는 몇 가지 방법이 있다.

● 환자의 말에 귀를 기울여 주자.

환자가 슬픔을 느끼든, 좌절을 느끼든, 분노를 느끼든 감정을 표현하도록 하는 것이 환자에게 도움이 된다. 환자는 자신의 감정 표현에 대해 가족이 과민 반응을 보이거나 속상해 하지 않을 거라고 믿어야 편하게 자신의 생각을 털어 놓을 수 있다. 환자의 기분이 어떤지 물어보자. 항상 환자 곁에 있어주고, 환자에게 힘이 되어 주자. 환자가 겉으로 말하고 있는 것뿐만 아니라, 속으로 담아 두고 있는 생각도 읽으려고 노력하자.

● 환자에게 앞으로 일어날 일에 대해 알려주자.

미래가 불확실하면 환자가 엉뚱한 추측을 하게 되고 결과적으로 긴장감이 증가한다. 환자가 무엇을 알고 있는지, 또 무엇을 모르고 있는지 알아보자. 다음 진료에 어떤 치료를 받게 될지 정확히 알려 주자. 환자에게 정확히 알려주지 않은 채 두려운 치료 과정을 겪게 하지 말자. 같은 경험을 한 다른 환자와 대화를 하도록 하는 것도 매우 가치 있는 일이다.

● 두려운 상황을 미리 연습해 보는 것도 환자가 상황에 대처하는데 도움이 된다.

요즘에는 환자가 수술이나 큰 치료를 받기 전에 미리 같은 병을 앓고 있는 환자와 같은 병동에서 지내도록 하고 있다. 이는 환자가 병원 생활에 빨리 익숙해지고, 또 앞으로 일어날 일에 대해 알도록 하자는 취지이다.

• 환자에게 만성 질환을 앓고 있는 다른 환자와 친해지도록 권유하자.

• 질병에 대해 자주 이야기하여 환자가 이를 숨기지 않고 편하게 생각할 수 있도록 도와주자.

• 환자가 가지고 있는 능력을 강조해 주자.
불완전한 신체 상태에도 불구하고 환자가 무슨 일을 잘하는지, 또 어떤 일을 잘 할 수 있는지 말해 주자.

• 환자가 자신의 상황을 어느 정도 주도할 수 있다는 것을 느끼도록 하자.
환자에게 주어진 선택권을 찾아 주자. 예를 들어 어느 팔에서 피를 뽑을 것인지, 언제 치료를 받을 것인지 혹은 치료를 잘 받고 나면 어떠한 보상을 받을 것인지에 대해 환자가 선택하도록 해 주자.

♣ 건강 상식 – 여자는 남자보다 술에 약한가?

술에 강한지 약한지의 여부는 성별보다는 간장 내에 있는 알코올 분해 효소의 많고 적음에 달려 있다. 보통은 여성보다 남성에게 알코올 분해 효소가 많지만 예외도 있다.

간혹 여성이 작정하고 마시면 남성보다 더 많이 마시는 게 아닌가 하고 생각하는 사람도 있다. 그러나 실제로 술이 세고 약하고는 개인적인 차이이며, 몇몇 여성들의 놀란 만한 주량이 전체 여성의 주량을 대변하는 것은 아니다.

대개 알코올을 분해하는 효소가 여성보다는 남성에게 더 많이 있고, 여성에 비해 상대적으로 체격이 큰 남성이 간장도 더 크기 때문에 알코올을 해독할 수 있는 장소가 더 넓은 셈이다. 따라서 알코올을 더 잘 분해하게 되는 것이다.

10. 외상 후 스트레스 장애

최근 우리나라에서도 대구의 지하철 참사 이후 많은 전문가들이 외상 후 스트레스 장애PTSD; Post Traumatic Stress Disorder를 염려하였다. PTSD는 심각한 신체적인 장애를 초래한 끔찍한 사건을 겪은 후에 나타나는 증상이다. PTSD를 유발할 수 있는 충격적인 사건으로는 구타, 강간, 혹은 강도에 의한 피해, 또는 자연재해나 인재, 사고 전쟁 등이 있다. 흔히 교통사고로 인한 심리적 충격으로 흥분된 상태불면증, 분노의 폭발, 집중력의 감퇴, 놀람 반응 등가 지속되는 경우 '외상 후 스트레스 장애'를 의심해 볼 수 있다. 이런 경우에는 우울, 불안, 일상생활에 대한 집중 곤란, 흥미 상실 등의 증세를 보이며, 대인 관계에 무관심하거나 멍청한 태도, 짜증, 놀람, 수면 장애를 나타낸다. 정신적인 무감각과 피로, 두통, 근육통 같은 신체증상을 보이고, 흔히 기억장애나 공황발작, 미칠 것 같은 과잉행동, 위축도 나타난다.

미국 성인의 3.6%520만 명가 매해 PTSD를 겪는다고 한다. 전쟁을 경험한 남녀 중 30%가 PTSD를 경험으며, 베트남 전에 참전한 군인 중 백만 명이 PTSD 증상을 일으킨다고 한다. 또 걸프전에 참전한 병사의 약 8% 정도가 PTSD를 호소하는 것으로 보고 되었다.

최근 발표된 연구 결과는 PTSD가 뇌의 기본적인 원리 몇 가지를 확연히 바꾼다는 것을 보여주고 있다. 연구 결과에 의하면 PTSD로 인해 행동, 학습, 기억을 주관하는 뇌 부분에서 기형적인 모습을 발견할 수 있었다. 뇌 사진 연구 결과 PTSD를 앓은 사람들은 해부학적으로 나타나는 변화 외에도 신진 대사나 혈류에도 문제가 발견 되었다.

1) 외상 후 스트레스로 인한 증상

PTSD를 앓고 있는 사람은 반복적으로 사고 당시 경험이 눈앞에서 환각처럼 보이며 악몽을 꾸거나 두려운 생각을 가지게 된다. 특히 사고를 생각나게 하는 일이나 물건을 보면 증상이 더 심해진다. 해마다 돌아오는 사고의 기념제 역시 증상을 악화시킬 수 있다. PTSD를 앓고 있는 사람은 감정이 마비되며 잠을 제대로 못자고, 긴장을 하며 때때로 갑자기 화를 분출한다. 심각한 죄의식에 휩싸이는 것도 흔한 증상이다. PTSD 환자는 사고 당시 상황을 기억나게 하는 그 어떤 것도 피하려고 한다. 우울증에 빠지거나 알코올 또는 다른 약물을 남용하기도 하고 긴장감이 확연하게 높아지는 경우도 흔하다.

또 흔한 증상으로 두통, 위장 불편, 면역계 문제, 현기증, 흉통 등 신체 다른 부위의 불편함이 같이 나타나기도 한다. 주변 증상을 적절하게 진단하고 치료했을 때, 치료가 성공할 가능성이 높아진다.

PTSD 환자의 스트레스 호르몬 수치는 정상 이상일 가능성이 높다. 정상인에 비해 코티솔 수치는 낮고, 에피네프린과 노르에피네프린 수치는 높다. 과학자들은 환자의 갑상선 기능에도 변화가 있다는 사실을 발견하였고, 세로토닌과 아편계 진통제와 관련된 신경 전달계에서도 변화를 발견했다.

PTSD는 나이와 상관없이 유발되며, 심지어 어린이에게도 일어난다. 주로 사고가 있은 후 3개월 이내에 증상이 나타나며, 종종 수년 후에 나타나는 경우도 있다. 일단 PTSD가 발생한 다음에 심각한 정도나 질병 기간은 매우 다양하다. 어떤 사람은 6개월 이내에 회복되지만, 훨씬 더 오래 고생하는 사람도 있다.

2) 외상 후 스트레스 완화법

예전에는 사고에 대해서 생각하지 않는 편이 좋다고 생각했다. 그러나 최근 연구에 의하면 사고에 대해 생각하지 않으려는 반응이 오히려 PTSD를 불러일으킨다고 추측하고 있다. 몇몇 연구에 의하면 사고를 당한 직후 곧바로 이야기를 하면 증상을 줄일 수 있다는 결과도 나왔다.

12,000명의 하와이 허리케인 생존자를 대상으로 조사한 결과 일찍 상담을 받기 시작한 학생이 그렇지 않은 학생에 비해 2년 뒤 더 많이 회복되어 있는 것을 볼 수 있었다.

PTSD에서 벗어나기 위해서는 전문가와 상의해서 자신에게 맞는 치료법을 결정해야 한다.

　화병이란 민간에서 말하는 울화병으로, 억울한 감정이 쌓인 후에 불과 같은 양태로 폭발하는 질환을 뜻한다. 화병도 일종의 스트레스성 질환이라고 할 수 있으나 일반적인 스트레스성 질환과는 차이가 있다.

일반적인 스트레스성 질환은 주로 갑작스런 스트레스에의 노출에 의해 발생하는 경우가 많다. 이에 비해 화병은 동일한 스트레스를 6개월 이상 장기간 받는다는 점이 특징이다. 연구에 의하면 평균 7년 정도, 심한 경우는 20년 이상 같은 스트레스를 받고 있 것으로 나타났다. 또 화병은 본인이 어떤 스트레스라는 것을 알며, 그것을 해결하는 방법이 무엇인지도 알지만, 어쩔 수 없이 참다보니 발생한다는 점이다. 화병의 유발원인이 급작스런 스트레스일 수도 있지만, 이미 이전에 스트레스의 잠재원인은 내재하고 있는 것이다.

◉ 부록

1. 스트레스를 줄이기 위한 필수 생활 상식

1) 금연

흡연의 피해를 모르는 사람은 없다. 단일 요인으로는 흡연이 질병과 사망의 가장 큰 원인이기도 하다. 뿐만 아니라 임신 중 여성과 태아에게도 나쁜 영향을 미친다. 금연을 시작하면 심장병과 암의 발병률이 떨어진다.

많은 흡연자들이 '스트레스를 받아서', '스트레스를 해소하기 위해서' 담배를 피운다고 말한다. 그러나 영국 BBC방송 보도에 의하면 담배를 피우면 스트레스가 더 쌓인다고 한다. 흡연은 스트레스를 해소하는데 도움이 되지 않을 뿐만 아니라 스트레스를 악화시킨다고 한다. 이는 담배에 포함되어 있는 니코틴이 불쾌한 감정을 더욱 격앙시키기 때문이다. 사람들은 스트레스를 받아서 담배를 피우지만, 담배를 피우면 니코틴 때문에 더욱 스트레스를 받게 되는 악순환을 하고 있다. 그럼에도 스트레스는 담배를 피우는 주된 이유 중 하나이며, 금연에 성공했다가도 다시 담배를 피우게 되는 주요 원인도 역시 스트레스라는 것이 현실이다. 따라서 스트레스를 해소할 수 있는 취미 생활, 운동, 명상 등에 집중하는 것이 좋다.

담배를 피움으로써 스트레스가 해소된다고 느낀다면 그것은 스스로를 속이고 있는 것일 수도 있다.

2) 음주

사람들은 스트레스를 풀기 위해 술을 마시는 경우가 있다.

무엇보다 중요한 것은 올바른 음주습관을 갖추어야 한다는 점이다. 술은 적당히 마시면 스트레스를 풀어주고 사회생활을 하는데 윤활유 같은 역할을 하지만 지나치면 간에 치명적인 손상을 줄 수 있다.

과음을 계속하면 간에 지방질이 쌓이는 지방간이 생기고, 어떤 경우에는 알코올성 간염으로 발전하거나 심한 경우에는 알코올성 간경변으로 악화될 수 있다.

최근 들어 비중이 높아지고 있는 지방간과 지방성 간 질환은 과거 대수롭지 않은 질환으로 여겨 왔으나, 최근에는 지방성 간염의 경우 간경변으로 진행돼 사망할 수도 있다는 연구 결과가 나왔다.

만성간염이 진행되면 간경변이 되는데, 흔히 '간경화'라고 알려져 있다. 간경변이 되면 간세포의 파괴가 두드러지고 간이 딱딱해지며 완치가 불가능하다.

간경변이 되면 간암이 발생할 확률이 높아져 최후의 치료방법으로 간이식만이 남게 된다.

간 질환자는 정기적으로 간암검사를 받으면서 완전히 금주해야 한다. 간염이나 간경변증 환자의 간암 발생 가능성은 정상인에 비해 100배가량 높아 3~6개월 간격으로 혈액검사와 복부 초음파 검사가 필요하다. 특히 만성 간질환을 앓고 있는 40세 이상 남성은 간암이 발생할 위험이 더 높아 정기적인 검사가 필수적이다.

3) 식이 습관

스트레스를 극복할 수 있는 능력은 영양상태에 많이 좌우된다. 저 영양상태에서 받은 스트레스는 건강상의 문제를 일으킬 가능성이 훨씬 높고 스트레스를 극복할 능력도 축소된다. 또 계속되는 스트레스가 영양문제를 일으키기도 한다.

스트레스를 받으면 신체가 스트레스에 반응하는데 필요한 영양분을 더욱 요구하게 되고, 다른 영양분도 빠른 속도로 소모된다.

대부분의 경우 스트레스를 받으면 많이 먹게 된다. 특히 달거나 짠 음식을 찾게 되는데, 필요 이상의 많은 양을 섭취하는 경우 비만, 고혈압, 심장병 등을 가져온다.

스트레스를 이기기 위한 충분한 영양을 갖추기 위해서는 다양한 음식을 먹어야 한다. 과일, 야채, 곡물, 우유, 요구르트, 고기, 생선 등을 골고루 식단에 포함시켜야 한다. 보통의 경우 충분한 양의 다양한 식단을 유지한다면 따로 비타민 등의 영양제를 복용할 필요가 없다.

4) 규칙적인 운동

담배의 피해를 모르는 사람이 없듯이, 운동의 필요성도 모두 공감하고 있다. 운동을 시작할 때는 각자의 건강상태에 맞는 운동을 선택하는 것이 중요하다. 맨손체조에서부터 마라톤까지 다양한 운동 중 하나를 선택하여 일주일에 3일 이상, 1회 최소 30분 이상 운동을 하면 심장을 강하게 하고, 체중을 조절하며, 근력을 강하게 할 수 있다. 신체의 변화는 정신적 변화를 불러와 자신감 넘치는 생활을 할 수 있게 도와준다.

그러나 억지로 운동하면 스트레스 호르몬이 분비되어 오히려 손해를 볼 수도 있다. 사람의 몸과 마음이 재미를 느끼지 못한다면 운동도 스트레스로 작용해 스트레스 호르몬인 코티졸, 카테콜아민이 분비되고, 교감신경계의 항진으로 오히려 자율신경계가 불안정해진다. 반면 재미있게 하는 운동은 부상도 당하지 않으며, 심리적 안정감을 얻고 대인관계의 사교성을 높여주며 스트레스와 긴장에서 벗어나게 해준다. 재미는 운동을 시작하게 하는 동기이고, 지속하게 해주는 요소이며, 건강의 효과를 높여준다.

5) 스트레스 통제

사람들은 누구나 어느 정도의 스트레스를 받고 살아간다. 스트레스는 자연스러운 삶의 일부분이다. 스트레스의 원인은 나쁜 것도 있지만 좋은 것도 있다. 직장 내의 승진도 변화를 가져온다는 면에서 스트레스가 될 수가 있다. 그러나 적당히 조절만 잘하면, 그런 종류의 스트레스는 아무런 문제가 되지 않는다. 그러나 스트레스를 풀기 위한 과속운전, 과한 음주 등의 부적절한 반응은 신체적·정신적 문제를 야기할 수 있다. 5분 정도의 짬을 내어 명상을 하거나 깊은 호흡을 하는 것만으로도 스트레스를 조절하는 효과가 있다. 아무리 바쁜 날이라도 5분의 여유가 없는 날은 없다. 당신이 믿는 사람과 대화하는 것만으로도 스트레스에 대한 해결책을 찾을 수 있다. 꼭 해결해야 할 문제와 상대적으로 덜 중요한 문제를 구별하는 것부터 시작하면 좋은 결과가 있을 것이다.

6) 안전제일

삶의 전반에서 가장 우선시되는 것은 안전이다. 차량 탑승 시 안전벨트는 기본이다. 독극물이나 위험한 화약제품은 어린이 손이 닿지 않은 곳에 보관하는 등 생활 수칙을 지키는 것도 중요하다.

2. 잘못 알려진 한방상식 24가지

1) 한약은 간에 좋지 않다

한약을 오래 쓰면 간에 이상이 생기는 것으로 오해하는 사람이 많다. 결론부터 말하면 간에 좋은 약도 있고 간에 독이 되는 약도 있다. 그러므로 정확한 진단에 따라 한약을 복용하면 간장병의 회복을 도울 수 있다.

예를 들어 진통제로 많이 쓰는 타이레놀의 주성분인 '아세트아미노펜acetaminophen'이나 항생제로 많이 쓰이는 '테트라사이클린tetracycline'의 간독성은 널리 알려져 있다. 그러나 건강한 사람이 의사의 지시에 따라 적절한 양을 복용하는 경우 간독성은 크게 문제되지 않는다. 한약도 이와 마찬가지이다. 물론 한약 중에도 간에 해가 될 수 있는 약재가 있다. 몸이 차고 양기가 부족한데 쓰는 약재 중에는 건강한 사람이 일정 기간 동안 쓸 때에는 아무런 문제가 없지만, 간 기능이 떨어진 사람에게 투여하게 되면 간 장애를 악화시킬 수 있는 것이 있다.

간염이나 간경화로 평소 대사 기능이 떨어져 있는 환자가 간에 부담을 주는 약재를 복용했을 때 간 기능이 급속히 악화되어 위험한 상황에 이를 수 있다. 그러므로 간장이 좋지 않은 경우에는 세심하게 관찰한 후 약을 써야 한다. 피로하다고 무턱대고 보약을 쓰는 것도 경계해야 한다.

물론 간의 기능을 회복해주는 한약재도 있다. 간장 치료 목적으로 쓰이는 약재는 간세포의 벽을 튼튼하게 해주어서 간세포가 쉽게 파괴되지 않도록 하고, 간 질환으로 인한 자각 증상을 완화시켜 생활하는데 불편을 덜어주며, 기력을 회복하는데 도움을 준다. 실제로 이러한 효과는 많은 연구를 통해서도 증명되고 있다. 특히 간 질환에 쓰이는 약재는 효과에 대한 검증뿐만 아니라 장기간의 복용이 생명체에 미치는 독성 작용의 유무에 대한 검증에서도 안전하다고 입증됐다.

2) 여름철에는 한약이 효과가 없다

땀은 더위나 운동 등으로 뜨거워진 몸을 식혀주고, 몸 안의 노폐물을 몸 밖으로 배출하는 효과가 있다. 일반적으로 활동 후에 흘리는 어느 정도의 땀은 건강에 유익하다. 그러나 기력이 약한 사람은 조금만 움직여도 진땀을 흘리면서 이내 기진맥진하여 힘들어한다. 이런 사람은 기력 보충을 위해 한약을 쓸까 하다가도 계절이 여름이면 약 기운이 땀으로 다 빠져나간다는 속설에 망설이기도 한다.

여름이면 몸보신을 위혜 삼계탕을 먹는데 속설대로라면 이것 역시 땀으로 배출되어서 아무런 도움이 될 수 없다는 결론이 나온다. 땀을 흘려가면서 먹은 삼계탕으로 여름철 건강관리를 하는데 유독 한약의 효과만 땀으로 배출된다는 것은 잘못된 믿음이다.

허약해진 몸을 보충해주는 약을 먹는데는 계절이 따로 있을 수 없다. 오히려 여름에는 땀을 많이 흘리고 식욕이 저하되는 등 몸이 허약해지기 쉬우므로 한약이 필요한 경우가 많다.

3) 한약 먹으면 담석이 녹아나온다

돌처럼 딱딱한 담석을 녹이기 위해서는 아주 강력한 용해제가 필요하다. 실험을 통해 담석을 녹이는 효과가 있는 것으로 검증된 한약재는 많지만, 실제로 임상에서 담석을 녹여 제거하는 효과를 기대하기는 어렵다.

담석은 간장에서 담즙이 흘러나오는 담관이나 담낭에 돌이 생기는 것을 말한다. 『동의보감』에 의하면 '간장이 체내 여러 물질을 소통시키는 작용을 하고 있는데, 간장에서 남은 기운이 담으로 흘러들어 모인 것이 담즙이 된다'라고 설명하고 있다. 또 담즙이 형성되는 과정에서 이상이 생기면 담창이나 간창증이 생긴다고 한다.

담석이 생길 때 아무런 증상도 나타내지 않을 수도 있지만, 보통 오른쪽 윗배나 명치끝에 통증이 나타난다. 황달이 생기거나 으슬으슬 춥고 열이 나며, 간혹 변비가 생기거나 소변양이 적어지고 소변 색깔이 짙어질 수도 있다.

그렇다면 한약을 먹으면 담석도 녹아 나온다는 항간의 이야기는 맞는 말일까?

설령 담석을 효과적으로 녹일 수 있는 약이라고 해도 수개월 내지는 수년 이상 지속적으로 복용해야 그러한 결과를 얻을 수 있다. 따라서 금전적인 부담과 장기간 한약을 복용해야 하는 어려움 역시 고려해야 할 부분이다.

따라서 담석증을 예방하려면 담즙이 잘 흘러나오도록 스트레스를 해소하고, 콜레스테롤이 많은 음식을 피하는 것이 좋다.

4) 녹용을 많이 먹으면 머리가 둔해진다

녹용은 허약한 어린이의 성장을 촉진하고 건강을 증진시켜 줄 뿐만 아니라 과중한 학업에 시달리는 수험생의 정신적·육체적 피로를 풀어주는데도 효과가 있다.

한국인에게 한약 중에 가장 좋은 보약재가 무엇이냐고 물으면 녹용이라는 대답을 가장 많이 들을 수 있다. 그러나 이러한 녹용을 어린 아이에게는 많이 쓰지 못한다고 여기는 사람이 많다. 이는 어린 아이에게 녹용을 많이 먹이면 뇌의 기능이 저하되어 둔해진다는 말이 있기 때문이다.

녹용은 호흡기나 혈액 생성에 이상이 있을 때, 인체 면역 기능이 저하될 때, 원기가 부족할 때, 큰 병을 앓았거나 수술을 받은 후 건강을 회복하는데 두루 쓰이는 약재이다. 특히 허약한 어린이의 성장을 촉진시키고 건강을 증진시키는데 좋다.

따라서 건강상태뿐만 아니라 뇌 기능 발달에도 좋은 영향을 미칠 수 있다. 단, 어린 아이에게 보약을 쓸 때는 아이의 허약 정도를 잘 가늠하여 적절한 양만큼 쓰는 것이 바람직하고, 과다하게 쓰면 오히려 기가 소통되지 않아 몸을 무겁게 만들 수 있다.

보약은 몸의 허약한 정기를 보충해주는 약이다. 따라서 한창 성장하고 있는 사춘기의 청소년 특히 과중한 학업에 시달리는 수험생이라면 더욱 보약이 필요하다.

5) 보약을 먹으면 살이 찐다

한약은 비만을 유도하지는 않는다. 단, 한약의 도움으로 소화력이 회복되어 음식 섭취량이 늘어나 살이 찔 수 있기 때문에 스스로 음식량을 조절해야 한다.

평소에 식욕이 나지 않았거나 적절하지 못해 어지럽고 기운이 없던 환자가 한약을 복용한 후 소화력이 회복되면 영양 섭취 상태도 호전된다. 문제는 이때 과도하게 음식을 섭취하게 된다는 점이다. 최근 비만은 음식 섭취보다 비만을 유발하는 유전자가 원인으로 작용한다는 견해가 설득력을 얻고 있다. 실제로 부모의 체형에 따라 자녀의 비만 정도를 가늠해볼 수 있다. 또한 비만이 100% 유전은 아니라고 해도, 식사 습관이나 생활 습관을 살펴보면 일정한 관계가 있음을 알 수 있다. 비만인 부모의 식생활 습관이 자연스럽게 자녀에게 학습되어 자녀 또한 부모처럼 비만이 된다는 것이다.

간혹 한약의 성분에 의구심을 가지는 사람도 있다. 한약에는 스테로이드 호르몬 성분이 들어 있어 이것을 먹으면 부작용으로 얼굴과 몸이 붓게 된다는 것이다. 예를 들면 보약에 거의 빠지지 않는 약재인 감초 성분 중 글리시레트산이 스테로이드 계통으로 알려져 있는데, 스테로이드 호르몬을 장기간 썼을 때 나타나는 부작용이 비만의 원인이라는 것이다. 그러나 감초에 들어 있는 글리시레트산은 그 양이 너무나 적다. 또 임상에서 감초의 사용량이 2~8g 정도임을 감안할 때 장기간 한약을 복용한다 해도 스테로이드로 인해 부작용이 나타날 수 없다.

6) 한약 먹을 때 돼지고기, 닭고기는 피해야한다

돼지고기나 닭고기가 모든 한약에 금기시되는 것은 아니다. 처방되는 약에 따라 먹지 말아야 할 음식이 있으므로 복용 시의 주의점을 잘 기억해야 한다.

동물도 더운 성질을 가진 것과 찬 성질을 가진 것이 있기 때문에 약을 쓰는 목적에 적합하지 않은 동물의 고기는 피하는 경향이 있다. 한의학적으로 보면, 닭고기는 열을 많이 발생시키고 돼지고기는 담을 생성하기 쉬운 음식으로 분류된다. 열기가 많아서 담을 많이 생성하는 동물의 육질은 지방질을 많이 함유하고 있다. 한의학에서 지방질은 쉽게 열을 발생시켜서 풍을 잘 일으킨다고 한다. 이는 고지방 음식을 많이 먹으면 혈액의 점도가 증가해 나중에는 고혈압이나 동맥경화증, 중풍에 걸리기 쉬운 것과도 관계가 있다.

체중이 많이 나가고 몸에 담이 많고 열이 많은 사람에게 기와 혈액의 순환을 원활히 해줄 목적으로 약을 쓸 때에는 고지방 음식은 금식 목록에 들어가겠지만, 원기가 허약한 환자가 지방질을 제거한 돼지고기, 닭고기를 먹으면 기력을 회복하는 데 도움이 된다. 또 소화 흡수력이 약한 사람은 기름진 음식을 먹으면 소화와 흡수에 장애가 생기기 쉽다. 따라서 소화 기능이 약한 사람이 한약을 쓰는 중에 기름진 음식을 먹으면 소화 흡수가 잘 안될 뿐 아니라 약의 흡수에도 지장을 주기 때문에 약효가 떨어진다. 평소 소화력이 왕성한 사람이라면 한약을 복용할 때에도 주치의와 상담하여 기름기가 적은 육질부분을 적당히 먹어도 무방할 것이다.

7) 아이에게 인삼을 많이 먹이는 것이 좋다

흔한 생강이나 대추도 한약재로 쓰이다 보니, 한약은 양약에 비해 부작용이 적다거나 진단 없이 처방해도 괜찮다고 생각하기 쉽다. 인삼에 대한 오해도 바로 여기에서 비롯됐다.

인삼이 보약 중에 보약이라는 것은 누구도 부정할 수 없는 사실이다. 그러나 인삼은 기를 보하는 성질이 강하고 약의 작용이 강하기 때문에 증상이나 체질에 맞지 않으면 많은 부작용이 나타난다. 아이는 체질이 양에 속하고 기가 성하며 열이 많기 때문에 인삼을 오랫동안 계속 먹이면 머리가 아프다거나 더위를 못 참는다거나 가슴이 답답하고 눈이 충혈되고 혀가 붉고 집중력이 떨어져 산만해질 수 있으므로 처방 없이 먹이는 것은 삼가 해야 한다.

사상의학에서 보면 인삼은 소음인에게만 적용되고 다른 체질에는 적용되지 않는 약이다. 소아과에서는 남녀를 불문하고 건강한 소아의 경우, 양기가 음기보다 많기 때문에 양기를 보하는 대표적인 약재인 인삼을 양기가 부족해진 소아 질환의 경우에만 제한적으로 단기간 사용해야 하며, 특별히 문제가 없는 소아에게 무턱대고 사용하는 것은 좋지 않다고 본다.

8) 한방요법으로 색맹을 치료할 수 있다

한방에서는 눈에 연관된 경락의 기혈 순환을 원활하게 하는 침구 치료와 약물 치료를 통해 어느 정도 증상을 개선시킬 수는 있지만 색각 장애를 근본적으로 치료할 수는 없다.

수많은 빛 가운데 인간의 눈에 보이는 광선을 가시광선이라 한다. 가시광선은 대략 380~780나노미터의 파장을 갖고 있다. 이 가운데 파장이 가장 짧은 것이 보라색, 가장 긴 것이 빨간

색이다. 인간에게는 색각을 관장하는 유전자가 있으며 색각 세포가 있어 색을 구분할 수 있다. 망막의 시세포에는 추상체와 간상체가 있는데, 추상체는 밝은 곳에서 작용하여 색상을 느끼지만 간상체는 어두운 곳에서 작용하여 색을 느끼지 못한다. 따라서 어느 정도 이상의 밝기가 없으면 사람의 눈은 색을 느끼지 못한다.

밝은 곳에서도 색을 식별할 수 있는 능력이 없는 것을 색각이상이라고 하는데 선천적으로 모계를 통하여 반성열성 유전되며, 여성보다 남성사이에서 훨씬 많이 발견된다. 후천적으로는 망막질환이나 시신경질환이 있는 경우에도 색각장애가 나타나는데 그 예는 드물다.

정도에 따라 강도, 중등도, 약도로 나누어져 있고, 그 경계도 명확하지 않다. 그래서 약물 치료와 경락의 기혈 순환을 활발하게 하는 침구 치료로 색각을 구분하는 능력을 향상 시키려는 노력이 지속적으로 이루어지고 있으며 효과를 거두기도 했다. 치료를 받은 환자들은 치료 전보다 훨씬 수월하거나 혹은 밝게 색이 보여 구별이 쉬워졌다고 한다. 아마도 눈의 빛 밝기에 대한 감응도가 높아졌기 때문에 이러한 효과를 얻은 것으로 추측된다. 한방으로 색맹이 치료된다는 말도 여기서 퍼졌을 것이다.

이처럼 침술과 한약 치료가 환자에 따라 어느 정도 색각을 구별하는 능력을 향상시킬 수는 있으나 색각장애를 근본적으로 치료하거나 완전히 색을 구별하게 할 수는 없다.

9) 한방으로 사시를 치료할 수 있다

사시는 그 원인과 증상에 따라 여러 가지 종류가 있다. 마비성, 조절성 사시는 침술치료 효과가 높지만 치료가 불가능한 사시도 있으므로 우선 그 종류를 파악해야 한다.

많은 사람들이 사시는 침술을 이용해 완전히 정복된다고 잘못 알고 있는데, 실제 치료 불가능한 사시가 있다.

사시는 한쪽 눈이 어떤 물체를 직시할 때 다른 쪽 눈이 그것과 다른 방향으로 향하는 증상을 말하는데, 시축이 일치하지 않기 때문에 물체가 둘로 겹쳐 보이는 복시 현상이 나타난다.

사시의 발생 원인은 아직까지 정확하게 밝혀지지 않았으나 융합 기능 이상, 기질적 요인, 신경학적 요인, 유전적 요인, 조절과 굴절 요인들 간의 상호 관계에 의하여 발생한다고 한다. 그밖에 안근이 마비되어 나타나는 마비성 사시가 있으며, 눈이 어느 한쪽으로 편향되었느냐에 따라 크게 내사시, 외사시, 상사시, 하사시 등으로 나뉜다. 그리고 양 안시(양쪽 눈이 동시에 같은 물체를 보는 것)가 불가능하고 항상 편위가 되어 있으면 현성사시라 하고, 양안시는 가능하나 융합을 중단하면 사시가 되는 것은 잠복사시 또는 사위라고 한다.

일반적으로 초등학교에 들어가서야 시력 검사를 하는데, 가능한 한 일찍 시력 검사를 하는 것이 좋다. 양쪽 눈의 초점이 잘 맞지 않는다든지, 책을 볼 때 눈을 움직이지 않고 머리를 움직여

읽는다든지, 햇빛에 노출되었을 때 눈을 찡그린다든지 등 사시가 의심되는 증상이 있으면 조기에 검진할 필요가 있다.

10) 타박상에는 웅담이 최고다

동물의 쓸개는 타박으로 멍든 부분을 풀어준다. 그런데 웅담은 현재 사용할 수 없으므로, 대신 돼지 쓸개를 이용하면 된다.

한의학에서 웅담은 맛이 쓰고 성질은 차갑다고 한다. 웅담이 주로 작용하는 경락은 간경, 담경, 비경, 위경이다. 웅담은 열을 내리고 경련을 진정시키며 시력을 좋게 하고 기생충을 구제하는 효능이 있다. 따라서 발열과 함께 나타나는 황달, 여름철에 더위로 인해 발생한 설사, 소아의 간질 양상 발작, 소아의 감질, 회충으로 인한 복통, 각막 혼탁, 후두결핵, 후두매독, 코에 발생되는 비식, 치질 및 악성 종기를 치료한다.

동물의 쓸개는 타박으로 멍들어 생긴 어혈을 풀어 주는 효과가 있는데, 그 중에서도 웅담의 효능이 가장 우수하다. 그러나 웅담은 효능에 비하여 유통되는 가격이 너무 비싸고 국제동물보호규약에도 어긋나므로 사용하지 않는 것이 바람직하다.

타박상으로 인한 어혈을 푸는데는 굳이 웅담이 아니더라도 어혈을 제거하는 효능을 가진 약재가 많이 있으므로 환자의 병증에 따라 처방을 받아 치료받으면 된다. 그 중의 하나가 저담 돼지 쓸개이다. 저담은 맛이 쓰고 성질은 차갑다. 저담이 주로 작용하는 경락은 간경, 담경, 폐경, 대장경이다. 저담은 열을 내리고 건조한 것을 촉촉하게 하며 해독하는 효능이 있다. 열병, 조갈, 변비, 황달, 백일해, 효천, 설사, 열로 인해 눈이 충혈 되는 증상, 후두결핵이나 후두매독, 옹종, 귀에서 고름이 나오는 증세를 치료한다.

그러나 약재 하나가 특효가 있다고 하여 그 약만을 계속 복용하면 약효 외에 부작용이 병발되는 경우도 흔하다.

11) 익모초는 모든 여성 질환에 좋다

얼굴이 핼쑥하면서 생리혈이 묽거나 양이 많을 때 익모초를 오랜 기간 복용하면 배를 더 차게 하여 오히려 생리혈이 많아진다. 이런 사람에게는 쑥, 생강, 계피, 오수유 등이 좋다.

익모초益母草는 한자에서도 알 수 있듯이 여성 질환에 응용할 수 있는 약재이다. 민간에서는 여성의 모든 질환에 익모초가 좋다고 하여 많이 복용하고 있다. 그러나 익모초의 성질을 잘 알고 올바르게 사용하는 것이 중요하다.

익모초에는 청자색 꽃이 핀다. 한의학에서 청색은 간 기능에, 적색은 심 기능에 각각 많은 관련이 있으므로, 익모초가 간장과 심장의 기능을 조절하는 역할을 한다고 짐작할 수 있다.

간은 피의 분포를 조절하고 심장은 피의 순환을 관장하므로 모두 피와 관계가 있다. 또 맛이 쓰므로 식히는 성질이 있어 자궁에

피가 정체될 때 생기는 열을 풀어서 깨끗한 혈액이 잘 왕래할 수 있도록 뚫어주는 힘이 있다. 이렇게 피를 활동시켜 살려내므로 여성의 보약으로 분류해왔던 것이다.

뚱뚱하면서 얼굴이 누렇고 거무스름한 여성이라면 평상시에는 물론 산후에 아랫배가 뻐근하고 생리가 시원하게 내리지 않으며 양이 적으면서 색이 검거나 덩어리가 보일 때 한 번에 12g 정도의 다량을 쓸 수도 있다. 그러나 야윈 여성이라면 2g 정도의 소량을 써야 한다.

반면에 얼굴이 핼쑥하면서 생리혈이 묽거나 양이 많을 때는 배가 차기 때문이므로, 익모초를 오랜 기간 복용했다가는 배를 더 차게 하여 생리혈이 더 많아지는 부작용을 일으키게 된다. 이런 사람은 쑥, 생강, 계피, 오수유 등 따뜻한 성질의 약을 선택해야 한다.

12) 임신 중 복용하면 아들을 낳는 한약이 있다

남녀의 성은 난자와 정자가 만나서 수정이 이루어질 때 이미 결정된다. 따라서 임신 중에 약을 복용한다고 해서 태아의 성이 바뀔 수는 없다. 그러나 굳이 아들을 원한다면 다음의 일곱 가지 방법을 참조하여 임신을 시도해본다.

배란 전 5일 정도는 금욕한다. 정액의 양이 많으면 아들을 결정하는 Y정자가 X정자보다 많아진다.

배란 당일에 성관계를 한다. Y정자의 수명은 단 하루뿐이다. 따라서 배란 당일에 성관계를 하는 것이 좋다. 또한 여성의 질은 배란 당일 알칼리성으로 변하므로 Y정자가 난자를 만나기 좋은 환경이 된다.

여성은 관계하기 15분전에 소다수로 질을 씻는다. 소다수로 질을 세척하면 약알칼리성이 되므로 Y정자의 움직임이 활발해진다.

굴곡위로 깊이 사정하는 체위가 좋다. 깊이 삽입한 상태에서 사정하면 Y정자가 산성인 질 안을 통과하지 않고 곧바로 알칼리성인 자궁 입구까지 닿아 아들 얻기가 쉬워진다.

여성이 오르가슴을 느끼도록 해야 한다. 여성이 먼저 오르가슴을 느끼게 되면 질에서 강한 알칼리성 점액이 분비되어 Y정자에게 좋은 환경이 된다.

여성은 알칼리성 식품을, 남성은 산성 식품을 먹는다. 여성의 몸이 알칼리성, 남성의 몸이 산성일 때 Y정자가 활동하기 쉽고 정자 수도 늘어난다.

비타민이 풍부한 간유 등을 먹는다. 간유에는 비타민 A와 D가 많은데, 이는 혈액 중 칼슘량을 높여주는 작용을 한다. 혈중 칼슘 농도가 높으면 아들을 낳을 확률이 높아진다.

13) 심장에 대한 개념, 한의학과 서양의학이 다르다

슬픈 영화를 보면 뭉클해지고, 일이 잘 안풀리거나 잘못되면 답답해지는 가슴, 이렇게 다양한 마음의 변화를 주관하고 있는 곳이 바로 심이라는 장기이다.

한의학에서 말하는 심, 심장은 서양에서 말하는 심장을 뜻한다. 인간과 인간 주위의 환경을 목, 화, 토, 금, 수의 오행으로 나누어 분류하는데, 심장은 화의 성질을 가지는 장기이다. 때문에 정신적인 스트레스를 오랫동안 받으면 심장이 열을 받아 맥이 빨라지고 혀가 바싹바싹 타면서 목이 마르고 얼굴이 붉어진다. 이렇게 겉으로 나타나는 화의 양상과 장기간의 스트레스를 근거로 한의사는 '심장에 열이 있다'고 말한다.

앞에서도 말했듯이 사람의 마음을 주관하는 곳이 심장이기 때문에 정신적 충격, 특히 공포나 놀람 등을 겪게 되면 심장이 놀라서 가슴이 두근두근하고 펄떡펄떡 뛰게 되는데, 이처럼 충격이 잦으면 작은 일에도 화들짝 놀라고, 일을 할 때도 대범하지 못하고 조마조마하게 된다. 이런 증상을 가리켜 '심장이 약하다'라고 말한다. 일반적으로 심장이 약한 사람은 작은 일에도 잘 놀라고 겁이 많으며 소심한 성격을 가지고 있는 경우가 많다.

14) 임신 중에 한약을 먹으면 기형아를 낳는다

한약이 기형을 유발한다는 확실한 근거가 없다. 한의학에서는 임신 중 쓸 수 없는 약제와 쓸 수 있는 약제를 구분하고 있으므로 한약 자체를 거부할 필요는 없다.

임신 중에는 특히 금기 사항이 많다. 그중에서도 약물에 대한 금기가 가장 중요하다. 이는 기형아와 직접적인 관련이 있기 때문이다.

임신 초기에 한약을 복용하면 기형아 발생률이 높다는 보고가 있었으나 이는 기형아를 출산한 산모에게 단순히 임신 초기 약물 복용 여부와 한약을 복용했다고 진술한 사례를 조사한 것에 불과하다. 이는 어떤 한약이 임신 중 기형을 유발했는지, 다른 원인은 없었는지에 대한 명확한 조사 없이 보고된 것이어서 신뢰도가 떨어진다.

한의학에서도 임신 중 조심해서 써야 할 약제와 절대 써서는 안되는 약제를 열거하고 있다. 임신 중에 사용을 금기한 한약은 임신 기간에 문제를 일으킬 소지가 있는 약이지 기형을 유발하는 약은 아니다.

최근 임신 중 한약을 복용한 산모를 대상으로 한 조사에서 기형아 출산에 대한 보고가 단 한 건도 없었던 것이 이를 증명한다. 임신 중에 사용하는 한약은 수 천 년을 내려오면서 입증된 실증의학에 따른 것이기 때문이다.

한의학에서 임신 중에 사용하는 약은 대부분 태아의 상태를 안정시켜주고, 임신유지에 도움을 주며, 임신 중에 생기는 산모와 태아의 병을 치료하는 목적으로 사용되고 있다. 문제가 될 만한 약은 임신 중 금기 약으로 명시하고 있다.

15) 중풍과 중기도 스트레스와 관련이 있는가?

중풍은 뇌혈관이 막히거나 터지면서 생기는 질환이고, 중기는 감정의 변화 혹은 폭발로 생기는 정신적 증상으로 모두 한의학적 병증이다. 두 가지 질환을 치료하기 위해서는 편안하고 안정된 심리 상태를 유지하는 것이 중요하다.

중풍은 뇌혈관이 막히거나 터지면서 신체적으로 반신불수가 되거나, 언어 구사가 제대로 되지 않거나, 정신이 혼미해지는 증상이 나타나는 뇌혈관 질환을 의미한다. 전조 증상으로는 손발이 저리거나 목 뒤가 뻣뻣해지는 경우가 많다. 중기는 칠정 즉 감정의 변화 혹은 감정의 폭발을 제대로 수용하지 못하여 손발 저림, 정신 혼미, 사지 무력 등의 증상을 나타내는 것이다.

한의학에서는 정상적으로 기가 순환되어야 건강을 유지할 수 있다고 한다. 가슴이 답답하고 한숨을 쉬고 숨이 차면서 손발이 저리거나 전신이 아픈 듯한 증상은 기의 흐름이 원활하지 않는 경우 발생하는 것이다.

한의학에서는 감정의 변화를 칠정이라 하여 기쁘고, 화나고, 걱정하고, 생각하고, 슬프고, 무섭고, 놀라는 일곱 가지 감정으로 각각 기를 완화시키고, 올라가게 하고, 모이게 하고, 깎이게 하고, 내려가게 하고, 어지럽게 한다. 따라서 지나친 감정의 변화는 기의 정상적인 순환에 영향을 주어 중기를 유발하게 된다. 중풍과 달리 중기는 회복이 되면 손발이 마비된다거나 입이 돌아간다거나 하는 후유증 없이 정상적인 생활이 가능하다.

중풍은 뚱뚱한 사람에게 많이 나타나며, 술, 담배를 많이 하며 고혈압, 당뇨병을 앓는 사람에게 주로 발병한다. 혈액에 지방 성분이 많이 축적되면 혈관 내벽에 쌓여 혈관이 좁아지고 딱딱해진다. 이런 사람이 과로하거나 정신적으로 충격을 받으면 뇌혈관이 막히거나 터지면서 중풍이 발병하게 되는데 통상 겨울철에 주로 발병했다. 하지만 최근에는 계절에 관계없이 발생하는 경향이 있다.

일단 발병하면 보통 몸의 한쪽으로 힘이 빠지거나 움직이지 못하는 반신 마비 증상이 나타나는데, 사람에 따라서는 입이 돌아가면서 음식물이 입에서 흘러내리고, 말을 더듬거나 정확한 발음을 하지 못하고 심한 경우는 의식을 잃고 토하거나 호흡이 거칠어진다.

최근에는 검사 장비가 발달하여 중기와 중풍을 쉽게 구분할 수 있게 되었다. 두 질환 모두 편안하고 안정된 심리 상태를 유지하는 것이 질병의 회복과 치료에 도움이 된다는 것을 알아야 한다.

16) 감기에 걸렸을 때 땀 흘리는 것이 건강에 좋을까?

두꺼운 이불을 덮고 있거나, 사우나에서 땀을 낸다고 감기가 떨어지는 것은 아니다. 개인의 체질과 증상에 따라 땀을 내는 것이 좋을 수도, 나쁠 수도 있음을 알아야 한다. 그러나 여전히 감기에 걸리면 땀을 내야 한다는 민간요법을 믿는 사람이 여전히 많다. 물론 한의학의 감기 치료 원칙도 땀을 통하여 사기, 즉 나쁜 기운을 제거하는 것이다. 발한요법, 즉 강제로 땀을 흘리게 되면 일시적으로 활동력이 떨어진 정기를 정상으로 되돌려 혈액순환을 왕성하게 하고, 건강을 회복시켜 준다.

땀은 인체를 구성하며, 몸을 움직이는데 중요한 물질인 진액의 한 종류이다. 진액은 몸에 영양분을 공급하며 피부를 윤택하게 하는 등 중요한 역할을 하고 있다. 그러나 지나치게 땀을 내는 것은 우리 몸 안에 있는 진액을 고갈시키면서 건강을 해쳐 몸을 더욱 차갑게 만들거나 또 다른 질환을 유발할 수 있다.

감기에 발한 요법을 사용할 때에는 지나치거나 며칠 연속으로 하지 말아야 하며, 땀을 흘린 후에는 충분한 영양 섭취와 안정을 취해야 한다.

몸이 뚱뚱하고 체력이 좋은 사람은 2~3일 동안 강제로 땀을 흘려도 건강에 지장이 없거나 감기가 호전될 수 있다. 몸에 열이 많거나 평소 코나 목에 염증이 잘 생기는 사람, 혹은 술을 많이 먹는 사람이 일시적으로 땀을 많이 흘리면 몸살 기운은 없어지더라도 목이나 기관지에 염증이 생겨 또 다른 고통을 겪을 수 있다.

몸이 찬 사람은 신체 대사가 떨어지며 소화 기관이 약한 경우가 많은데, 이런 사람이 땀을 많이 흘리면 몸이 차가워지고 신체 대사가 떨어지고 무기력해지며, 입맛도 떨어진다. 또 심한 경우에는 몸살이 다시 나거나, 설사를 하기도 한다.

17) 땀을 많이 흘리면 몸이 약해질까?

땀은 인체의 정상적인 생리 반응이며, 몸 상태를 알게 해주는 중요한 지표이다. 그러므로 땀을 많이 흘린다고 무조건 걱정하지 말고 어떠한 원인 때문에 땀이 나는지를 진단을 받아야 한다.

기운이 떨어져서 무력해지고 조금만 움직여도 땀을 흘리는 경우는 허약함이 원인이다. 먹을 것이 부족했던 옛날에는 흔히 볼 수 있었으나 지금은 병을 오래 앓은 환자나 노인, 어린이에게서나 볼 수 있다. 최근 땀을 많이 흘리는 사람은 허약하다기보다는 몸에 열이 많거나 많이 먹어 뚱뚱한 사람인 경우가 많다. 40대의 중년이 되면서 많은 땀을 흘리기 시작했다거나 어린아이가 땀을 많이 흘린다며 걱정하는 사람이 있다. 물론 당뇨, 갑상선 질환, 고혈압, 폐결핵 등 질환자이거나, 큰 병을 앓은 후, 산후 조리 중인 임산모, 허약한 노인 등 몸이 약한 사람에게 흔히 보이지만, 이러한 경우가 아니어도 땀을 흘리는 사람이 적지 않다. 질병과 무관하게 체형에 따라 땀을 흘리는 이유는 다음과 같다.

뚱뚱한 사람이 땀을 많이 흘리는 이유는 첫째, 체형이 크기 때문에 기초 대사량이 높고, 둘째, 몸에 축적된 지방이 체열을 바깥으로 방출하는 것을 방해하여 체온을 높이기 때문에 체내의 축적된 열을 방출하여 체온을 조절하기 위해 땀을 흘린다.

마른 체형이면서 근육형에 가까운 사람이 땀을 많이 흘리는 이유는 몸에 열이 많은 사람으로 평소 활동량도 많고 식욕이 좋으며 기초 대사량이 굉장히 높기 때문이다. 체력이 떨어지는 사람이 땀을 많이 흘리는 것은 몸이 허약해질 때 나타나는 현상으로 평소 몸이 차며 식욕이 떨어지고 기초 대사량도 떨어지는 편이다. 한의학에서는 전자의 원인을 화가 많기 때문이라 보고 있으며, 후자는 기가 부족하기 때문이라 진단하고 있다.

사상의학으로 보면 태음인과 소양인이 땀을 많이 흘리며, 소음인은 땀을 흘리지 않는다고 한다. 태음인의 땀은 건강하다는 증거이며, 소음인의 땀은 질병으로 보고 있다. 뚱뚱한 체형은 태음인과 비슷하고, 마르고 근육형인 체형은 소양인과, 마르고 체력이 떨어지는 체형은 소음인과 유사하다.

땀은 정상적인 생리 반응이며, 몸 상태를 반영하는 지표이다. 따라서 땀을 흘린다고 해서 무조건 허약하다고 생각하여 민간요법을 사용하는 것은 바람직하지 않다. 어떠한 원인 때문에 땀을 흘리는지 알아낸 뒤 치료하는 것이 바람직하다.

18) 성장통은 무시해도 되는가?

아이를 키우다 보면 낮에는 잘 놀다가도 저녁이 되면 갑자기 다리가 아프다고 호소하는 것을 보게 되는데 이것이 바로 성장통이다.

성장통은 성장기에 있는 아이가 낮에 많이 뛰어놀면 관절에 있는 연골이 압박을 받아 밤에 누워 자려고 할 때 또는 자는 도중에 관절에 나타나는 통증을 말한다. 성장통의 특징은 한쪽의 관절에만 고정되어 나타나는 것이 아니라 양쪽에 모두 나타나며 주로 밤에 나타난다는 점이다. 만 2세 이후부터 사춘기에 이를 때까지 분비되는 성장호르몬은 뇌하수체라는 콩알만한 조직에서 밤에만 분비된다. 그것도 수면 직후부터 2시간 내에 최대로 분비되며, 이후에는 아주 낮은 농도로 분비된다. 따라서 성장통은 몸에 문제가 있어서 나타나는 것이 아니라 성장기의 아이라면 누구나 나타나는 생리적인 현상이다.

성장통을 호소할 때에는 통증이 있는 곳의 주변 근육을 마사지해주면 통증이 가라앉기도 한다. 그러나 성장통은 식욕 부진이나 감기가 잘 걸리는 허약아에게 더 잘 나타나는 경향이 있다. 이때는 근골을 튼튼히 하고 기혈을 보하는 치료를 하면 성장통이 현저히 줄어든다. 따라서 병적인 현상은 아니지만 성장통을 아주 심하게 호소할 때는 한방 치료를 받아보는 것이 좋다.

19) 어릴 때 뚱뚱한 것은 비만증과 무관한가?

식습관이 바뀌면서 어린이 비만증 환자가 늘고 있다. 그러나 어린이의 비만에 대해 걱정하는 보호자는 많지 않고, 심지어 뚱뚱한 것을 건강의 척도로 생각하여 부모가 만족할 때까지 계속 먹이는 경우도 없지 않다.

비만증을 심각하게 생각하지 않는 이유는 어릴 때 뚱뚱해도 어른이 되면 살이 저절로 빠질 것이라는 잘못된 믿음 때문이다. 그러나 소아 비만 환자의 대부분(80% 정도)은 어릴 때 치료하지 않으면 성인 비만으로 이어지며, 나중에 관상동맥질환, 고혈압, 당뇨병, 담석증에 걸릴 확률도 높다. 게다가 세포의 수는 변하지 않고 지방의 부피만 늘어나는 성인 비만과 달리 소아 비만은 세포의 수와 부피가 모두 늘어나므로 비만을 조절하기가 더욱 어렵다. 따라서 비만은 반드시 어려서부터 조절해야 한다.

『동의보감』에서는 큰 것은 작은 것만 못하고 뚱뚱한 것은 마른 것만 못하고, 흰 것은 검은 것만 못하다고 하였고, 곡기가 원기를 이기면 그 사람은 살찌고 오래 살지 못한다. 그러나 원기가 곡기를 이기면 그 사람은 여위지만 오래 산다고 하였다. 얼른 생각하기에 크거나 통통한 사람이 힘도 세고 뽀얗게 흰 피부가 더 건강할 것 같지만 오히려 작고 마르고 까무잡잡한 사람보다 못한 경우가 많다.

20) 귀울림(이명)은 몸보신을 잘하면 없어지는가?

피곤할 때나 신경을 많이 썼을 때 일시적으로 나타나는 이명은 안정을 통해 없어지지만, 지속적으로 괴로움을 준다면 정확한 진단을 받아야 한다. 대부분의 귀울림 현상은 피곤할 때나 병을 앓고 난 후, 체력이 많이 떨어졌을 때, 신경을 많이 썼을 때, 잠을 오래도록 못 잤을 때 귀가 멍해지거나 소리가 난다. 이런 귀울림은 몸보신을 하고, 체력을 단련하거나 일정 시간 안정을 취하면 바로 사라진다. 그러나 귀울림이 일상생활을 방해할 정도로 심각하게 계속되는 경우 몸보신만으로 사라지지 않는다.

귀울림의 양상은 환자의 표현에 따라서 차이가 있지만 고음인 경우는 삐하는 소리, 매미 소리, 윙윙거리는 소리, 금속성 소리 등이며, 저음인 경우는 바람 소리, 물 소리 등이다. 때로는 폭풍 소리, 시계 소리, 맥박이 뛰는 듯한 소리 등 다양하게 나타난다. 귀울림 현상은 다른 사람은 모르는 자신만의 괴로움이기 때문에 심한 경우 전화벨이 울린다고 생각하여 전화를 받거나 불면증이 생기기도 한다. 귀울림은 귀 질환의 중요한 증후 중 하나로, 귀 질환의 단독 혹은 조기 증상으로 나타나며, 심한 경우 우울증의 원인이 된다.

질환이 없음에도 불구하고 귀울림은 오장육부가 조화를 이루지 않은 상태에 발병한다. 귀는 신의 정화가 모여 있기 때문에 신기가 부족하고 정혈이 결핍될 때, 방탕한 성생활이 누적되어 있을 때 신허이명이 발생할 수 있다. 과도한 음주, 지방성 음식의 섭취로 담습이 축적되어 체력이 떨어지고 만성 피로에 빠져 있을 때 기허이명, 담화이명이 발생할 수 있다. 또 과도한 정신적 스트레스와 과중한 업무로 심신이 지친 상태에서 감정 조절이 안 되고 짜증이 날 때 간화이명이 나타날 수 있다.

또한 과로 혹은 중병을 앓은 후에는 혈허이명이 발생할 수도 있다. 한방에서는 장부의 허실 상태를 객관적으로 파악하고 오장육부의 이상 여부를 확인한 후, 이에 따른 적절한 약물 요법과 침구 요법, 이침 요법을 시술하여 장부의 음양 상태를 조절함으로써 이명난청의 치료는 물론 난청으로의 진행을 최대한 억제하고 있다. 이명을 완전히 예방하기는 어렵지만 산업 소음, 시끄러운 음악과 헤드폰 사용을 피하고, 초콜릿·커피·차·콜라 등 카페인이 많이 포함된 음식, 담배 등을 멀리하면 예방과 악화 방지에 도움이 된다. 또 과로를 삼가고 적당한 운동 및 휴식을 취하거나 적절한 여가활용으로 스트레스를 극복하고, 고혈압이 있으면 적절한 치료를 받고, 짜게 먹지 말고, 약물 남용을 피하도록 한다.

21) 얼굴이 붉어지면 화병인가?

얼굴이 붉어지는 것만으로 화병이라 단정할 수 없다. 몸에 발열 질환이 생기거나 음이 허해져 양의 기운을 아래로 끌어 내리지 못할 때도 얼굴이 붉어진다.

일반적으로 말하는 화병은 중년 이후의 여성에게서 많이 발생하는데, 참고 살다가 병원에 오기까지 10여 년 이상의 만성적인 경과가 있는 질병이다. 남편 혹은 시부모와의 원만치 못한 관계, 가난으로 인한 고생 등의 사회적 요인, 속상함, 억울함, 분노, 화남, 증오 등의 감정을 쉽게 풀지 못한 채 담아 두었다가 생긴다. 특히 전형적인 한국 여성은 고부 갈등, 부부 불화, 자녀 문제 등으로 스트레스를 받으면서도 화를 표현하지 않고 억누른 채 참기만 하며 살아왔고, 그렇게 사는 것이 당연하다고 생각하기 때문에 화병이 생긴 경우가 많다.

신체적 증상은 두통, 얼굴의 열기, 어지러움, 입 마름, 소화 장애 등이며, 가슴이 두근거리거나 치밀어 오르고, 목이나 가슴에 덩어리가 있는 것처럼 느끼게 된다. 정신적 증상은 우울, 불안, 신경질, 짜증, 죽고 싶은 감정 등으로 나타나며, 매사에 재미나 의욕도 없고, 허무하고, 잘 놀라고, 화가 폭발하게 된다.

그외 화병과 유사한 신체 증상이 있는데, 평소에는 그렇지 않다가 갑자기 얼굴이 붉어지는 증상이 그것이다. 물론 화병일 수도 있겠지만 몸에 발열 질환이 생긴다든지 음이 허해져 양의 기운을 아래로 끌어내려 주지 못하는 경우에도 얼굴이나 상체에 열기가 올라오면서 얼굴이 붉어질 수 있다.

화병은 기본적으로 과거에 스트레스를 많이 받은 경험이 있을 때만 인정되는 병이며, 스트레스가 없을 때는 음허화왕이나 음허화동이라고 하는 다른 질병이므로 치료법도 달라진다.

22) 정신적 충격을 받으면 바로 화병이 되나?

화병은 억울한 감정을 표현하지 못해 생기는 마음의 병이다. 따라서 동일한 스트레스를 6개월 이상 장기적으로 받는다는 점에서 일반 스트레스성 질환과는 다른 것이다. 화병이란 민간에서 말하는 울화병으로, 억울한 감정이 쌓인 후에 불과 같은 양태로 폭발하는 질환을 뜻한다. 옛날부터 화의 질환에 대한 언급이 많이 있었고 최근 미국 정신의학회가 한국 문화 특유 증후군의 하나로 소개하고 있듯이, 화병은 한국인의 한이 쌓여 만들어진 매우 한국적인 질환이다.

기본적으로 화병은 스트레스와 매우 밀접한 관계가 있으며, 일종의 스트레스성 질환이라고 할 수 있다. 그러나 화병은 일반적인 스트레스성 질환과는 몇 가지 차이가 있다.

첫째, 일반적인 스트레스성 질환은 갑작스런 스트레스에 노출되면서 발생하는 경우가 많다. 이에 비해 화병은 동일한 스트레스를 6개월 이상 장기간 받는다는 점이 특징이다. 연구에 의하면 평균 7년 정도, 심한 경우는 20년 이상 같은 스트레스를 받고 있는 것으로 나타났다.

둘째, 화병은 본인이 받는 스트레스가 무엇인지 알고 있으며, 그것을 해결하는 방법이 무엇인지도 알지만 어쩔 수 없이 참다 보니 발생한다.

가정에서 스트레스를 받고 있는 주부의 경우, 남편으로부터의 지속적인 스트레스가 어떤 것인지 알고 있으며, 그것을 해결하기 위해서는 이혼이나 싸움이 필요하다는 것을 알고 있지만, 가정의 평화를 위하여 억지로 참는 경우가 대표적인 예이다.

셋째, 급작스런 충격, 즉 생명에 위협을 받았던 재난이나 사건들, 화재, 수재, 폭발, 교통사고 등을 경험한 사람은 이후에도 당시 상황이 되살아나 꿈을 꾸게 되고 공포감이 생기고 불안하고 안절부절못하게 되고 죽을 것만 같은 생각이 자꾸 들게 된다. 이러한 증상이 나타난지 한 달 이내면 급성스트레스성 장애라고 하고, 한 달 이상 지속되면 외상후 스트레스장애라고 한다.

이와 달리 화병은 스트레스를 쌓아놓고 참았던 사람에게 최근에 받은 스트레스가 마치 방아쇠 같은 역할을 하여 폭발을 유발하는 것이다. 이때 바로 내재되어 있던 화의 양상이 증상이 되어 나타난다. 즉 화병의 유발원인이 급작스런 스트레스일 수는 있지만 이미 이전에 스트레스의 잠재원인은 내재하고 있는 것이다.

23) 체질을 분류하는 방법은 한 가지밖에 없는가?

　체질이란 형체에 기능을 결부시킨 것으로, 유전적 체질의 형성 요소와 생활 환경적 요소가 합치되어 형성되는 것으로 정의할 수 있다. 체질 개념에 대해서는 학문적 분야에 따라 견해를 달리하고 있다. 그러나 이것은 동서양을 막론하고 깊은 관심을 갖고 연구되고 있는 의학의 한 부분이기도 하다.

　서양의학에서는 히포크라테스가 4체액설이라는 인체의 구성 요소를 언급하면서 체질에 대한 연구가 시작되었다. 갈레누스의 4기질설은 기질 유형에 따른 언급이고, 크레츠머는 정신신체의학적 관점에서 인간을 3대 유형으로 구분하였다. 융은 심리학적 유형론을 연구하였다. 최근에는 면역학적인 분야에서 알레르기의 유형에 따라 Ⅰ형 ~Ⅴ형으로 구분하여 임상에 적용하고 있다.

　한편 동양의학에서는 『황제내경』의 오태인체상에서 시작하여 역대로 내려오면서 많은 언급이 있었다. 금원대의 주진형은 수인은 화가 많고 비인은 습이 많으며 흑색인 사람은 기가 실하고 백색인 사람은 기가 허하다고 하였으며 명대의 장개빈은 양장인·음장인·평장인으로 나누어 체질을 논하였다.

　또 『의종금감』에서는 뚱뚱한 사람, 여원 사람, 기가 왕성한 사람과 쇠약한 사람, 장이 찬 사람과 더운 사람이 있다고 했으며, 병사를 받는 것도 모두 달라 장이 차가워지거나 더워지며 또 허해지거나 실해지기도 한다고 하였다.

청대의 섭천사는 『임증지남의안』에서 목화질·습열질·간울질·음허질·양허질·비약질 등 여섯 가지로 나누었고, 진념조는 사람의 형체는 후박이 있고 기는 성쇠가 있으며 장은 한열이 있어 체질에 따라 한화열화된다고 하였으며, 장남은 육기의 병사가 음양에 따라 같지 않다며 사람을 손상시킬 때도 음양 강약의 변화에 따라 질병이 초래된다고 하였다.

이처럼 체질은 학자에 따라 다양한 방식으로 구분되어 왔고, 조선 말기에는 이제마가 사상체질론을 정립하기에 이르렀다. 이제마는 『동의수세보원』에서 외모와 심성, 체질증과 체질병증의 특징에 따라 태양인·태음인·소양인·소음인으로 분류하고, 사상인에 따른 생리, 병리, 치료 및 양생 등을 제시하였다. 이제마의 사상체질 이론은 그 이론적 근거와 임상적 활용에 있어서 다른 체질론보다 체계적이고 일관적이기 때문에 현재까지도 널리 사용되고 있다.

24) 체질을 바꿀 수 있는가?

한번 정해진 체질은 바뀌지 않으며 다만 불균형 상태를 조정할 뿐으로 부족한 것을 보충하고, 넘치는 것을 덜어주는 것이 체질 개선이다. 임상에 임하다 보면 체질을 바꾸어 달라는 환자를 쉽게 만난다.

사상의학의 이론에 의하면 체질은 한번 정해지면 그만이다. 그러므로 체질불변의 원칙에 따라 체질에 따라 운영되는 생리적 병리도 서로 다른 차원에서 적용된다. 그러나 체질의 불균형 상태를 조정할 수는 있다. 즉 부족한 것은 보충해주고 넘치는 것은 덜어주어 조정하는 것을 체질 개선이라 한다.

이런 전제를 염두에 두고 체질을 구별해야 혼돈이 없다. 체질을 살펴보는 방법에는 다음의 세 가지 기준이 있다.

첫 번째는 겉을 보고 구별하는 방법이다. 여기서 겉이란 외모, 즉 용모와 체형을 말한다. 예를 들어 우리가 과일을 살 때 그것이 사과인지 귤인지 수박인지는 모양과 색을 보고 알 수 있듯이 사상체질도 기본적인 체형을 가지고 있어 누구나 쉽게 자기 체질에 대해 판단할 수 있다.

두 번째는 속(마음)을 보고 구별하는 방법이다. 속이란 심성, 즉 성질과 재간, 항심(항상 가지고 있는 마음), 심욕(욕심)등을 말한다. 예를 들어 눈을 감은 상태여서 사과인지 귤인지 수박인지 겉을 보지 못한다 하더라도 먹어 보면 그 맛과 향을 통해 그것이 무엇인지를 알 수 있는 것과 비슷하다. 사상체질도 각기 특유의 성격이 있어 체질을 구별할 때 대단히 중요하게 취급하고 있다.

세 번째는 병증을 보고 체질을 구별하는 방법이다. 병증이라고 하는 것은 평소 건강할 때의 생리적 증상(체질증)과 보통의 병세(대병)와 위중한 병세(중병)를 말한다. 체질별로 생리적

조건이 각각 다르기 때문에 질병에 걸렸을 때 각기 독특한 증상을 나타난다. 세 번째 방법을 이용하기 위해서는 전문적인 지식이 요구된다.

체질구분에는 앞의 세 가지 방법, 즉 겉·속·병증을 살펴 체질을 구분하는 것이 주요한 지표가 된다. 그런데 동양의학에서는 어떤 대상이나 현상을 관찰할 때 전체를 보면서 부분을 이해하고, 부분은 전체의 범위 내에서 이해해야 한다. 즉 어느 한 가지 지표만으로는 판단이 충분하지 않기 때문에 세 가지 방법에 따라 종합적으로 판단하는 것이 좋다.